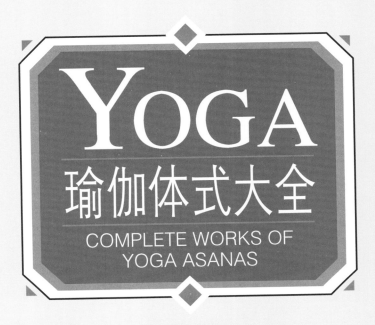

YOGA
瑜伽体式大全
COMPLETE WORKS OF YOGA ASANAS

刘武 编著

U0260593

成都时代出版社

享受瑜伽，和身体对话
Enjoy yoga, and body dialogue

　　瑜伽是最古老的强身术之一，它集哲学、科学和艺术于一身，从直觉到领悟，从身体到精神，从心灵到灵魂，以一套完整的修持方法让人从呼吸开始，通过体位法的练习，进入到冥想的世界，从而成就身体与灵魂的完美合一。

　　身体是灵魂的庙宇，瑜伽修炼身体的方式便是体位法，即瑜伽体式。古印度瑜伽修行者在大自然中修炼身心时，发现各种动物、植物天生具有各自独特的放松、休眠、保持清醒的方法，患病时能不经任何治疗而自然痊愈。于是他们根据观察、模仿动植物的姿势，亲自体验，创立出一系列有益身心的锻炼系统，这就是体位法。体位法是身体对瑜伽最直接、最真实的解构和体悟，是一种由身及心、从健康的体魄到智慧的心灵的历练。

　　在梵文中，体式被称为"asanas"，指的是用舒适、稳固、轻松的方式，让身体摆出一个形态。所以瑜伽体式没有一个绝对的标准，而是在练习者现有的能力下，在身体能够承受的范围内，保持平静的呼吸、专注的思想，然后以体式来活动身体。瑜伽体式的难度则是在于这个姿势所要求的力量、灵活性、平衡感和协调性。

　　在本书中，着重讲述的是瑜伽体式练习的技巧和方法。完整收录近200个瑜伽体式，包括站立、前弯、后弯、扭转、支撑平衡、倒立六大类别，并按难度分为初、中、高级。每一个瑜伽体式均分步骤、流程图解如何正确地练习，所以，即便是初学者也可以充分领会其中要领，并从中获益。

　　值得注意的是，在练习的过程中，我们会发现自己身体中的某些部位比较灵活，或者更加有力，所以在做某些体式时只能完成初级动作，而做另外一些体式时却能完成难度更高的动作。正如瑜伽大师艾扬格说的那样，"要让身体成为行动者，让大脑成为观察者……瑜伽体式的修习帮助我们学会使用'身体'这一奇妙的天赋……让身心保持健康与活跃"。

　　本书完整收录近200个瑜伽体式，专业瑜伽大师精心编排，循序渐进，随着有规律的练习，我们很快就能觉察到自己的进步，身体越来越灵活，动作伸展幅度逐渐增大，随着体力和耐力的增加，能够不费力地把姿势保持得更久……这就是瑜伽体式，每一次练习都不是在消耗能量，而是给身体创造崭新的能量，让生命更健康、更有活力！是不可多得的宝典级瑜伽体式大全教程。

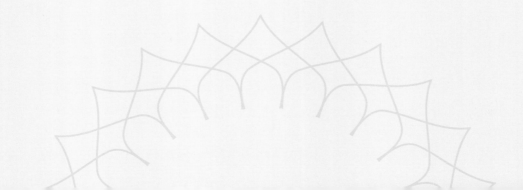

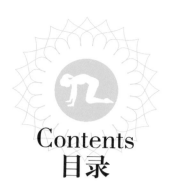

Contents
目录

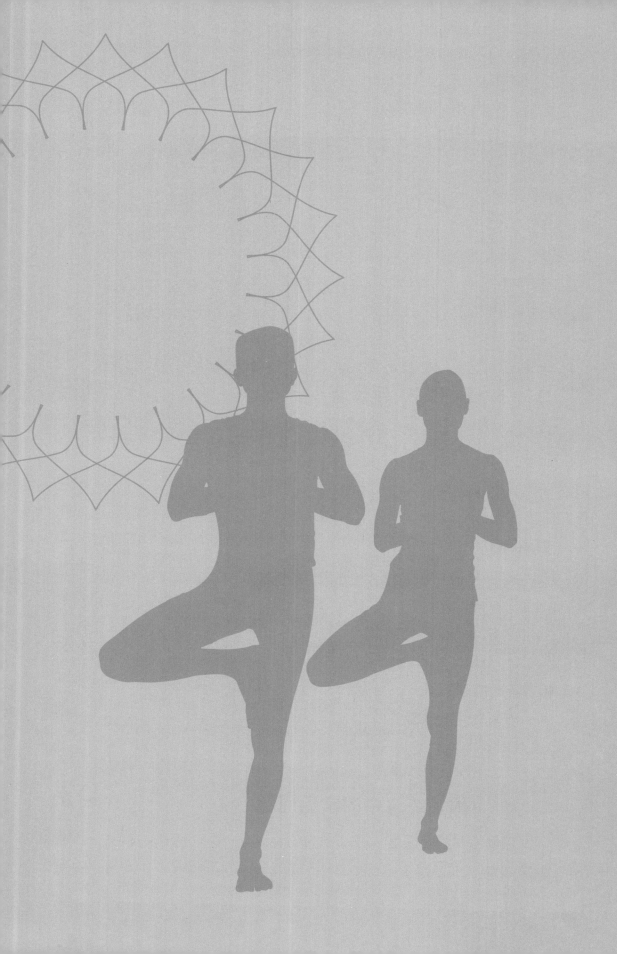

PART 1
What's Yoga

什么是瑜伽？

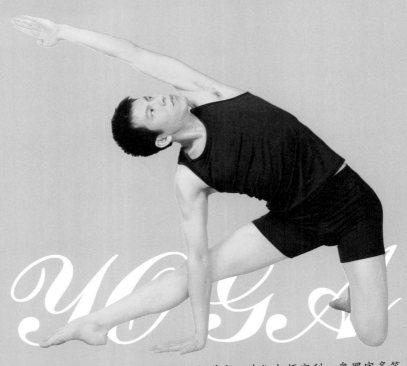

什么是瑜伽？印度最为著名的哲学家、瑜伽大师室利·奥罗宾多笑着回答："在你心中设一道门，当烦躁和欲望来临时，将它们关在门外，这就是瑜伽。"

瑜伽，源自哲学归向身心的梵我合一
Moksha: The Buddhist and I Intriguing into One

瑜伽，从远古的印度而来，带着神秘的能量和生命哲学，传承至今，风行世界。

❁ 瑜伽的起源

瑜伽起源于五千多年前的古印度，它有着许多让人无法探知到的秘密。它是古印度六大哲学派别之一，是最古老的能量知识修炼之法，是既神秘又科学的灵魂修行之术。它集哲学、宗教、艺术、科学于一身，在修行中通向心思的沉静、灵魂的净化、性灵的升华。而正是这样近乎神奇的意义，让我们无法窥探到最原始、最真实的瑜伽之源。

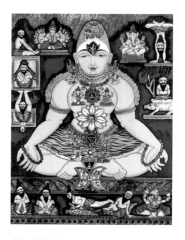

莲形梵意

　　莲花是瑜伽的标志，意思是瑜伽像出水的莲花，永远存在于世界上。

于是，当代哲学研究者与瑜伽学者根据传说与考证，想象并推演出了瑜伽的诞生过程：

在喜马拉雅山的南侧，有一座高达 8000 米的圣母山，那里生活着一群隐修者，他们通过静坐苦修的方式修炼成了圣人。因此，不少人开始羡慕和追随他们。这些圣人以口诀的形式将修炼的秘法传授给了追随者，这些追随者就是最初的瑜伽行者。

初期的瑜伽行者都是苦修者，常年在冰雪覆盖的喜马拉雅山脚下向大自然挑战。要想健康地活下去，就必须面对"疾病"、"死亡"、"肉体"、"灵魂"，以及人与宇宙的关系。于是，他们开始观察生存环境，包括动物、植物等，看它们如何适应自然的生活，如何有效地呼吸、摄取食物、排泄、休息、睡眠，以及克服疾病等等。根据这些观察，瑜伽行者结合人类身体的结构，逐步去感受身体内部的微妙变化，并开始探索人的身体，从而懂得了如何和自己的身体对话，并进行健康的维护和调理，以及对疾病、疼痛的医治。这就是瑜伽体位法产生的源头。

同时瑜伽行者们还解析出精神是如何影响身体健康的，探索出了控制心理的手段，追求身体、心灵和自然的和谐统一，从而挖掘人体的潜能、智慧和灵性，这便是瑜伽静坐冥想法的缘起。

在对瑜伽有了新的认识和发展后，起初仅仅局限在喜马拉雅山的洞穴和茂密的森林中修持的瑜伽行者们，之后逐渐走进寺院、乡间小舍……瑜伽修行也随之在民间流传开来。

在印度最原始的传说中，湿婆神（印度教三大主神之一）是瑜伽的创造者。他将创造的所有体式教给了自己的妻子雪山神女。在哈拉浦和莫汉朱特罗（现今在巴基斯坦境内）考古出土的文物中，就曾发现了许多雕刻着湿婆神与雪山神女不同瑜伽体式的雕像。

✿ 瑜伽的发展历程

　　古时的瑜伽注重"修灵"，欲将"真我"从肉身的"小我"中升华出来，与永恒的本体"梵"合而为一。现代瑜伽则注重"修身"，经过瑜伽体位法的练习、呼吸法及静坐，将身体的肌肉、骨骼、经脉及内分泌系统调节到最佳状态，从而使人健康美丽、身心愉快。

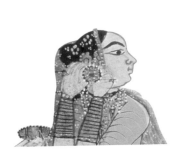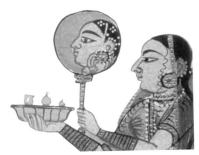

● 前古典时期

　　从公元前 5000 年开始，到大约公元前 1500 年《梨俱吠陀》出现的这段约 3000 年的时间，被现代学者划为瑜伽的前古典时期。这一时期，瑜伽由一个原始的哲学思想逐渐发展成为一种修行的方式，并形成了以静坐、冥想及苦行为中心的原始瑜伽体系。在这个还没有文字记载的时代，瑜伽先贤者们以言传身教的形式将自己领悟到的瑜伽思想和体式传授给那些坚定的信奉者，让瑜伽得以传承。

● 古典时期

　　瑜伽（Yoga）一词是从印度梵文音译而来，其本义为一种用于驾驭牛马的工具"轭"，后来逐渐引申为"获得神通力"、"结合"、"合一"、"融合"、"统一"等含义。当"瑜伽"一词出现在印度当时代表着知识的经书《梨俱吠陀》中时，瑜伽便进入了古典时期。

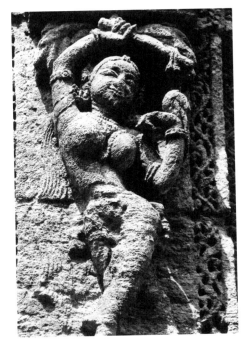

　　在这一时期，除了《梨俱吠陀》之外，《奥义书》和《薄伽梵歌》对瑜伽也作了明确记载，促使瑜伽完成了行法与吠檀多哲学的合一，并从民间的灵修实践变为正统修行。但是，直到约公元前 300 年，被称为"瑜伽之祖"的印度大圣哲帕坦加利（Patanjali）创作出了瑜伽的根本经典《瑜伽经》后，瑜伽才真正地形成了。

　　传说，帕坦加利（Patanjali）为了撰写瑜伽大法，在湿婆的祝福下转为人世间的蛇神 Adisesa。他的母亲哥妮卡是一位博学的瑜伽行者，她希望将毕生所学传授给一位贤能之士，却一直未能如愿。在她觉得生命所剩无几之时，哥妮卡闭眼站在河边，双手捧水向太阳神祈求，希望神能赐下一位贤者。当她祷告完毕并睁开双眼献水给太阳神时，她看到手中有一条小蛇瞬间化成人形，并向她说："我想做你的孩子。"于是，哥妮卡答应了，并为他取名帕坦加利，即"掉落在双手中"的意思。

帕坦加利的伟大在于他不加偏见地系统整理了当时流行于世的各种瑜伽流派，又结合了古典数论的哲学体系，从而使瑜伽为印度正派哲学所认可。

《瑜伽经》记载了古印度大师们关于神圣、人、自性、物质观、身体、精神、梵文语音几乎所有范围的深邃的论述，并充满对身心世界的探索，告诉人们最为根本的道德，从而指引着瑜伽行者完成性灵的修行旅程。

《瑜伽经》还启示人们：瑜伽是身、心、灵的全方位修行，要用不同方法全面地配合来达成解脱。

●后古典时期

在《瑜伽经》问世后，瑜伽进入了漫长的后古典时期。这一时期出现了众多关于瑜伽的著作，《奥义书》就有二十一部。《奥义书》认为，纯粹的认知、推理甚至冥想都不是达到解脱的方法，因而有必要通过苦行的修炼术来推动生理转化和精神体会，从而达到梵我合一的境界。因此，这一时期的瑜伽便产生了节食、禁欲等苦修内容。同时，由于受密教和诃陀瑜伽的影响，这一时期的瑜伽中还包含了体位法、七轮、咒语、手印、身印等内容，这些构成了后古典时期的瑜伽精华。

另外值得一提的是，在这一时期内，各瑜伽派别的哲学家相继出现，并对瑜伽的发展产生了重大影响。尤其在13世纪时，哲学家古拉古·夏那达倡导重视肉体行法的瑜伽术，对现代瑜伽影响颇为深远。

●现代时期

19世纪，传统的瑜伽思想得到了新的发展。进入现代时期的瑜伽，已经成为一项世界性的、被广泛传播的身心锻炼修习法。

19世纪初，印度瑜伽大师罗摩克里希那和他的传人斯瓦米·维韦卡南达、奥罗宾多等人将传统瑜伽与现代科学、医学有机结合起来，创立了现代瑜伽。第二次世界大战以后，许多西方人前往印度研习瑜伽。同时，在印度的锡克族地区，出现了注重修气的"拙火瑜伽"和注重修心的"湿婆阿兰达"等新的瑜伽流派。

瑜伽经过几千年的发展演变，衍生出了两大类别：古典瑜伽和现代瑜伽。

正统的印度古典瑜伽分为五个主流体系，分别是智瑜伽、业瑜伽、哈他瑜伽、王瑜伽、昆达利尼瑜伽。

现代瑜伽多是以印度传统的哈他瑜伽（又被译作"哈达瑜伽"）为基础发展演变而成的，其派别众多，主要有哈他瑜伽、阿斯汤加瑜伽、艾扬格瑜伽、流瑜伽、心瑜伽、希瓦南达瑜伽、阿奴萨拉瑜伽、双人瑜伽、阴瑜伽、孕妇瑜伽、养生瑜伽等等。

Ⅱ 成就智慧和健康的生命修行
Life Cultivation to Obtain Wisdom and Health

❂ 瑜伽之灯

　　瑜伽的发展与传承离不开瑜伽大师虔诚的自我修炼与尽心教授。这些瑜伽大师在全世界都拥有巨大的影响力。他们在瑜伽修行中散发着灵性的光芒，成为瑜伽信奉者的指路明灯。

　　1893年，印度人斯瓦米·维韦卡南达（Vivekananda，法号辨喜）奔赴美国，成为第一个在西方讲授瑜伽的人。他的美国之行使瑜伽在世界舞台上初露光芒。从此，瑜伽修行者和印度教哲人带着瑜伽开始了在西方社会的传播。

　　室利·阿罗频多是印度近代最著名的圣哲之一。他在综合古代各种瑜伽学说和实践方法的基础上融入了西方人道主义思想，创立出了一种新型瑜伽理论，即著名的"整体瑜伽论"。

　　尤迦南达（Yogananda），1920年起旅居美国，传授瑜伽之道长达30年。其代表作《一个瑜伽行者的自传》被誉为现代灵性书籍的经典之作。

　　当代最具影响力的瑜伽大师要数B.K.S.艾扬格了。1956年，艾扬格前往美国，开始将他瑜伽理念传播到世界。艾扬格一生周游了25个国家，出版了14本瑜伽方面的书籍。艾扬格的瑜伽是当今世界练习最为广泛的一种瑜伽。美国《时代周刊》评选他为"世界最具影响力的100人"之一。

　　斯瓦米·兰德福是当今印度新一代的瑜伽宗师，更是呼吸瑜伽治疗法的首创者。

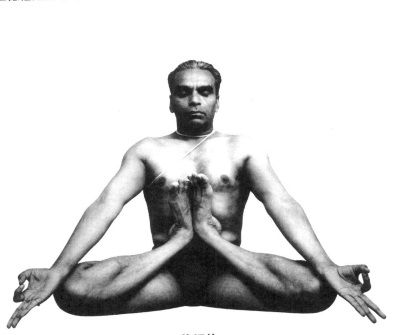

艾扬格

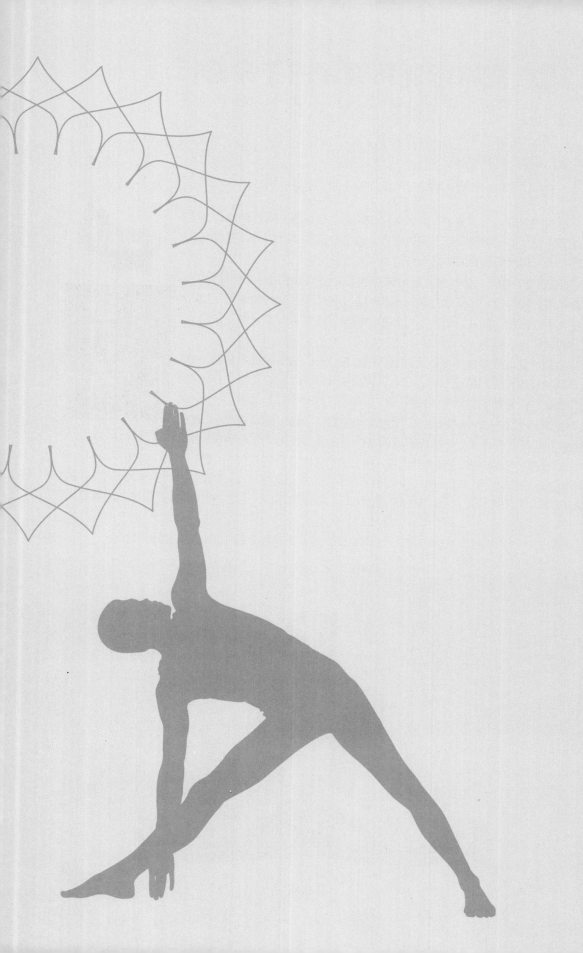

PART 2

The Basic Knowledge of Yoga Practice

瑜伽练习的基础元素

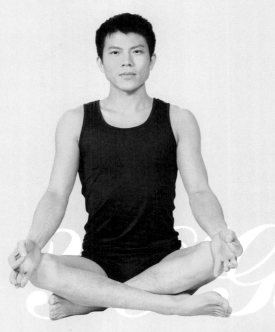

　　按照印度哲学理论,健康需要通过身体姿势的定时练习、正确的呼吸、充分的休息和放松、冥想来修炼大脑的平静和专注、正面思维以及平衡的饮食来获得。瑜伽正是少数几种能包括这些元素的练习法。

I 基础坐姿 Yoga Seated Position

❀ 简易坐

坐在地上，双腿向前伸直。弯曲左腿，把左脚放在右大腿之下；弯曲右腿，把右脚放在左大腿下方，盘腿而坐。肩膀和手臂放松，双手结智慧手印，分别放在两膝之上。后背挺直，自然地呼吸。

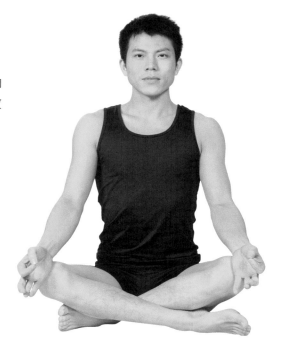

简易坐是练习瑜伽呼吸、冥想以及许多收束契合法最舒适的坐姿。

❀ 金刚坐

双膝着地跪在地上，双脚脚趾并拢，足跟向两侧分开并放下，臀部坐在后脚跟上。双手掌心向下放在大腿上。两眼平视前方，挺直背部，让你的耳朵、肩膀和髋部在同一条直线上。

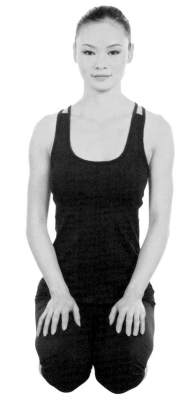

✿ 至善坐

坐在地上，双腿向前伸直。弯曲右膝，双手抓住右脚，将右脚跟近贴会阴，右脚脚底贴着右大腿；弯曲左膝，左脚放在右踝上，位于右腿大小腿之间，脚跟抵住耻骨。双手向前伸直，结智慧手印，手腕背部贴在膝盖上。保持头部、颈部和背部挺直。

> 瑜伽修行者认为至善坐是一切姿势中最为重要的姿势。瑜伽哲学说，人身上有72000条经络，而"生命之气"就在这些经络中流通。这个姿势有助于清理这些经络，使之保持畅通无阻。

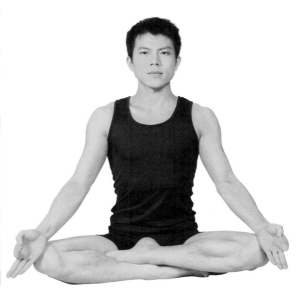

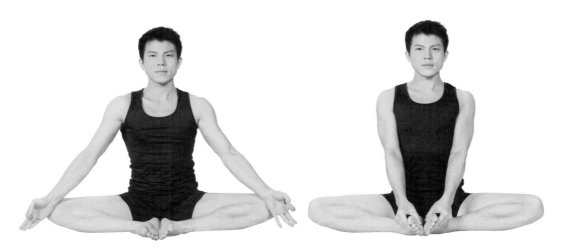

✿ 蝴蝶坐

坐在地上，双腿向前伸直。弯曲双膝向两侧打开，双脚脚心相对，脚跟尽量贴近会阴。双手向前伸直，结智慧手印，手腕背部贴在膝盖上。保持头部、颈部和背部挺直。

变式： 双手分别抓住双脚，大拇指放在脚心处。

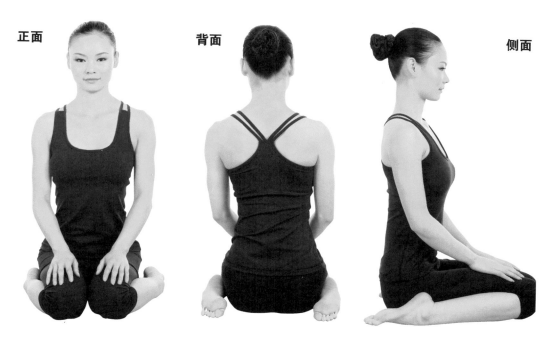

正面　　　　　背面　　　　　侧面

❀ 英雄坐

　　双膝并拢跪立在地上，双脚分开放在臀部两侧，脚背贴地。身体前倾，臀部朝地面放低，落于双脚之间的地面上。提升腰部和躯干的两侧，小腿胫骨稳稳地下压地面。头部、颈部和背部挺直，双手分别置于两侧大腿上。

❀ 青蛙坐

　　双膝并拢跪立在地上，双脚脚趾并拢，足跟向两侧分开并放下。将膝盖向两侧尽量分开，臀部朝地面放低坐下，使双脚内侧紧贴臀部。双手结智慧手印，自然落于双腿前端靠近膝盖处，头部、颈部和背部挺直。

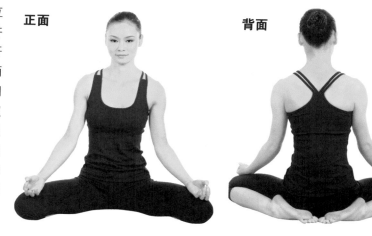

正面　　　　　　　　　背面

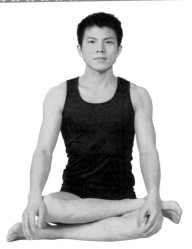

✿ 叠膝坐

　　坐在地上，双腿向前伸直。弯曲左腿，把左脚踝放在右膝之下；弯曲右腿，把右脚踝放在左膝之上。头部、颈部和背部挺直，肩膀和手臂放松，双手分别置于两膝上。

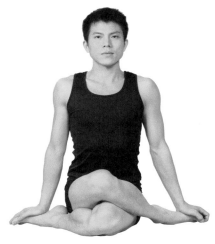

✿ 牛面坐

　　坐在地上，双腿向前伸直。手掌放在地面上，抬起臀部，左膝向后弯曲，坐在左脚上；抬起右腿，屈膝，将右大腿放在左大腿上。臀部向后坐于两腿之间，保持头部、颈部和背部挺直，双手分别放在双脚上。

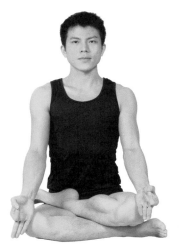

✿ 半莲花坐

　　先以简易坐姿坐于地面。双手抓住左脚将左脚放在右大腿根部。双手向前伸直，掌心向上，手背贴着膝盖，结智慧手印。保持头部、颈部和背部挺直。

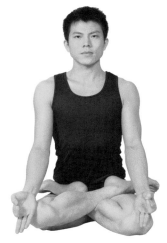

✿ 全莲花坐

　　坐在地上，双腿向前伸直。双手先将左脚放于右大腿根部，脚跟靠近肚脐，脚心翻转向上，再将右脚放在左大腿根部。双手向前伸直，结智慧手印，手腕背部贴在膝盖上。从身体底部到颈部，脊柱始终保持挺直。

II 常用手印 Yoga Mudras

手印（Mudrā）是指瑜伽修炼时手的姿势，又称为印契。不同的手印对身心的影响是不同的，各种各样的手印创造出接近神圣意记的特殊连接环。瑜伽手印象征特殊的愿力与姻缘，因此瑜伽修行者练习手印时，会产生特殊的身体的力量和意念的力量。这些手印非常有助于净化心灵。

手印的一切都与手指相关，每一手指都有神经末梢、能量和专有意涵。手指的概念赋予了手印治疗力。

★大拇指代表土和胃，情感上表现为忧虑。
★食指代表金、肺、大肠，情感表现为压抑、忧伤和忧愁。
★中指代表火、心、小肠、循环及消化系统，情感表现为急躁、轻率。
★无名指代表木、肝、胆和神经系统，情感表现为愤怒。
★小指代表水和肾，情感表现为恐惧。

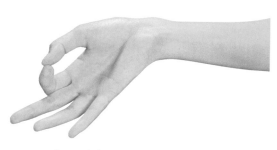

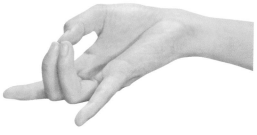

✿ 智慧手印

双手食指尖抵住大拇指根部或拇指指尖，其他手指自然伸直并略微分开，手心向上。

功能：此手印代表把小宇宙能量和大宇宙的能量合一，即人与自然合一，可以让人很快进入平静的状态。

✿ 能量手印

无名指、中指和大拇指相扣，其他手指自然伸展。

功能：此手印可以排出体内的毒素，消除泌尿系统的疾病，调节肝胆机能的平衡。此外，能量手印对调节大脑平衡有显著效果，能让人更有耐心、真诚，充满自信，获得内在平衡与和谐。

✿ 生命手印

大拇指、小拇指、无名指相扣，其他两指自然伸展。

功能：可以增加活力，增强力量，消除疲劳和紧张。

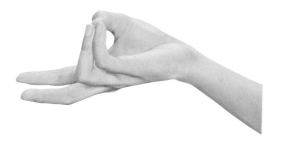

❀ 流体手印

大拇指和小拇指相扣，其他三指自然伸展。

功能：可以帮助我们平衡流体，改善视力，缓解口干舌燥的现象。

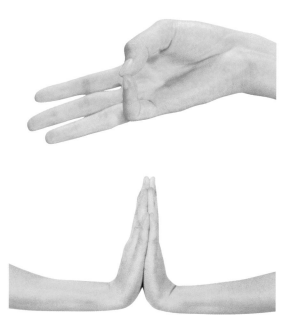

❀ 双手合十手印

即阴阳平衡手印，放在胸前做成冥想的姿势，手掌之间要留下一些空间，意味着身体和心灵的合一、大自然和人类的合一。

功能：此手印可以增加人的专注能力。

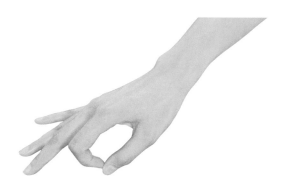

❀ 秦手印

也称下巴式。手势掌心向下，大拇指和食指指尖轻贴一起。

功能：作用与智慧手印相同。

❀ 禅那手印

两手叠成碗状，将拇指尖相连。将完成姿势的手放在踝骨上。这是比较古典的手印，意味着空而充满力量的容器。女性右脚和右手在上，男性左脚和左手在上。

功能：智慧手印和禅那手印是调息和冥想时最常用的手印，这也是希望灵性力量升华时经常采用的手印。它们有助于记忆力和注意力的提高，可以消除高血压、忧郁症、失眠等，让身体更和谐。

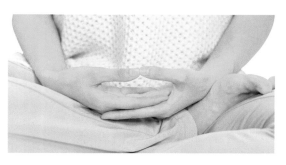

III 瑜伽体式 Yoga Asanas

瑜伽体式并不是指机械地摆出的某个姿势，而是通过一个缜密的过程，将身体的重量均匀地分布于各个肌肉、骨骼以及关节上，最终达到动力与阻力间的平衡。练习者必须让整个身体的部位与体式相适应，帮助感觉器官（眼、耳、鼻、舌、皮肤）去辨别每一个动作的细微之处。当练习者对体式有了主观的理解，开始凭个人的直觉和瑜伽知识去调整身体的动作时，这种行为器官与感觉器官的连接就产生了。只有专注地练习，注意保持身体协调，同时具备智性和虔诚的态度，才能完全投入到体式练习当中，并获得益处。

✿ 为什么要练习瑜伽体式

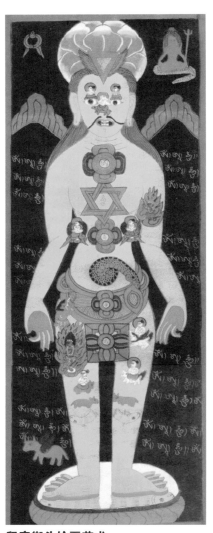

"通则不痛，痛则不通"，瑜伽修行者和中医学观点一致，都认为要想使身心达到最佳的状态，全身的气血经络关窍越畅通越好。气息通顺才能保证内脏的活力，使其正常运作，从而令全身心达到最佳的状态。瑜伽体式与针灸、太极一样，打通经脉堵塞之处，促进"气"在全身上下的流动和平衡。

许多瑜伽体式，包括那些简单温和的姿势，都能刺激按压人体的各个穴位，从而对经络产生积极的作用。经常练习瑜伽体式，能够促进气的流通和平衡，预防和调理疾病、强身健体。瑜伽体式的练习还能促进新陈代谢、淋巴循环以及荷尔蒙分泌，对身心健康产生莫大的裨益。

身体过度紧张的时候，人虽疲乏却无法彻底放松入睡。睡眠不好又会扰乱心理状态，给身体注入更多的紧张情绪——由浅层的肌肉深至内脏器官。如此恶性循环，紧张将越发地深入。通过瑜伽体式的练习，可以缓解身体的紧张，释放压力，打破这个恶性循环。若能结合瑜伽放松与冥想练习，你将获得宁谧的心境。

瑜伽体式还能对身体的韧性、力量和耐力产生积极的效果。这是因为瑜伽体式以伸展或收缩的方式锻炼了各块肌肉，能全面均衡地培养身体的力量和韧性。它不仅能强健肌肉，还能通过伸缩保持肌肉的灵活度，扩大活动的幅度。与此同时，当保持姿势或重复练习时，身体的耐力就增加了。

随着有规律的练习，我们很快就能觉察到自己的进步——身体越来越灵活，伸展的幅度也逐渐增大。随着体力和耐力的增加，我们能够把姿势保持得更久而不会感觉很费力。瑜伽体式不仅全面地增进了健康，使精力越来越充沛，还是一种全面的健身之道。

印度街头绘画艺术

这张图画描绘了古印度诸神，以及他们支配不同气轮的方式。

基础体式及锻炼部位

瑜伽体式包括站立、前弯、后弯、扭转、支撑平衡、倒立等基本姿势。

●站立体式

站立体式能够强健腿部的肌肉和关节，增强脊柱的力量和柔韧性。由于扭转与弯曲运动，脊柱周围的肌肉以及椎间关节变得灵活自如。腿部动脉被拉伸，增加了下肢的血液供给，防止在小腿形成血栓。这些体式还能强化心血管系统，促进了新鲜血液流向心脏。

●前弯体式

在前弯体式中，腹部器官受到挤压，这对于神经系统有种独特的功效。当这些器官放松时，整个脑部的血流量得到调整；交感神经系统得到休息，从而使脉搏变缓，血压下降；感官的压力消除，放松全身各大器官；肾上腺得到缓和，并且能更有效地运作。而且，由于在前弯体式中，身体呈水平姿势，这就缓解了心脏因抵抗地心引力向身体泵送血液所造成的压力，使身体各部分的血液循环变得顺畅。同时，前弯体式还能够强健脊柱的侧肌、椎间关节以及韧带。

●后弯体式

所有的后弯体式都可以激活神经中枢系统，提高它们承受压力的能力。这些体式有助于缓解和预防头痛、高血压和神经衰弱，使身体变得生机勃勃、能量充沛。对于忧郁症患者来说，练习后弯体式是最有效的缓解方式。

●扭转体式

扭转体式可以使我们认识到脊柱健康和内在身体的重要性。在扭转体式中，盆腔与腹腔中的器官都受到挤压，并被血液充盈，它能改善横膈膜的柔韧性，缓解脊柱、髋部以及腹股沟的不适。脊柱也变得更加灵活自如，从而促进血液输送到脊柱神经，增强脊柱的力量。

●支撑平衡体式

支撑平衡是指通过平衡或均等地使用身体部位，使身体灵活地移动，摆出协调的姿势。它包括平衡身体的两侧，或在单腿站立时，寻找身体的中轴来保持平衡。

支撑平衡看起来像一个静态姿势，实际上是一个悬置身体的动态过程。人天生就有平衡感，可以轻松平静地保持一个姿势。而瑜伽的练习，不仅强化了练习者的平衡感，还有利于塑造对称、健康、完美的形体。

在瑜伽体式练习过程中，练习者的身体应该保持正直，充满力量、活力，大脑则非常宁静、安详，且注意力高度集中。

●倒立体式

如果担心练习倒立体式血压会升高，甚至血管破裂，这完全是一种误解。循序渐进地进行倒立体式的练习，是可以避免风险与伤害的。

倒立体式使盆腔与腹腔中的器官血流量减少，而大脑、心脏、肺部这些主要器官则充满血液。根据圣哲斯瓦特拉玛所著《哈他瑜伽之光》的第三章所记载，头倒立是体式之父，肩倒立是体式之母。通过练习这两个体式，练习者的身心健康会得到很大的改善。

Ⅳ 瑜伽呼吸·收束法·契合法 Yoga Pranayama

✿ 瑜伽呼吸：控制呼吸的艺术

● 乌加依呼吸控制法方法

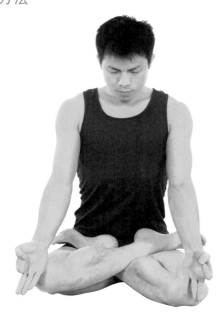

方法：（1）以任何身体感到舒适的姿势坐下，如莲花式、至善式或英雄式。保持后背挺直，头部向躯干放低，下巴放在锁骨之间凹陷处，锁定下巴。双臂伸展，手腕背部分别放在两膝上，双手结智慧手印；闭上双眼，向内看；完全地呼气。

（2）现在开始练习乌加依呼吸控制法。通过两鼻孔缓慢而深长稳定地呼吸。吸气，使空气充盈肺部。练习者的上腭应该感觉到空气的吸入，发出齿擦音"Sa"。从会阴到胸骨的整个腹部区域向后拉，并靠向脊柱。屏息一两秒。

（3）缓慢、深长而稳定地呼气，直到肺部气体完全排空。当你开始呼气时，腹部有控制地向内收。在呼气两三秒后，横膈膜缓慢地放松。呼气时上腭感受到气体向外流出。气流通过上腭时发出呼气声"Ha"。这种排空的过程被称作呼气。停留1秒后再开始新的呼吸。

时间：从第2步到第3步的过程就完成了一个乌加依呼吸控制法的循环，重复这个循环5到10分钟。

其他选择：乌加依呼吸控制法可以在没有收颌收束的情况下练习，即使在走路或者躺下也可以练习。这是所有呼吸控制法中唯一的一种无论昼夜随时可以练习的呼吸控制法。

注意事项：整个过程中两眼保持闭合。注意在吸气时不要鼓胀腹部（任何类型的呼吸控制都应该遵守这一点）。

● 蜂式呼吸控制法

方法：蜂式呼吸控制法的技巧和乌加依呼吸控制法一样。区别仅在于蜂式呼吸控制法中，呼气时，会发出微弱的类似蜜蜂的嗡嗡声。完成后以挺尸式躺下。

● 太阳呼吸控制法

方法：（1）以身体感到舒适的任何体式坐下，如莲花式、至善式或英雄式。保持后背挺直。头部向躯干放低，下巴放在锁骨之间凹陷处。左臂伸展，左手结智慧手印，手腕背部贴在左膝上。弯曲右臂，食指和中指向掌心弯曲，保持此姿势不动。

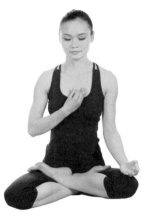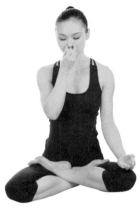

（2）把右手大拇指放在鼻骨下方的右鼻翼上，无名指和小指放在鼻骨下方的左鼻翼上，无名指和小指靠拢按压左鼻孔，并完全封住左鼻孔。用右手大拇指按压右鼻翼的脂肪组织，使右鼻孔的外缘与鼻中隔软骨下缘平行。右手大拇指最上方关节处弯曲，指尖与鼻中隔成直角。

（3）缓慢而深长地吸气，用右手拇指控制右鼻孔，使肺部充盈。然后封住右鼻孔，现在两个鼻孔都被封住了。保持大约5秒（内屏息），同时练习会阴收束法。

（4）右鼻孔仍然封住，部分打开左鼻孔，通过它缓慢而深长地呼气排空肺部。

在呼气时，通过调整无名指和小指按压的力度控制气流，使其有节奏地从左鼻孔呼出，从而左鼻孔外缘与鼻中隔保持平行。注意，按压使用的部位是指尖，而非指甲。

时间：从第3步到第4步的过程就完成了太阳呼吸控制法的一个循环。依自己所能重复这个循环5到10分钟。

注意事项：患有高血压或心脏病的人在练习时不要做内屏息。所有太阳呼吸控制法吸气都是从右鼻孔吸入，所有的呼气都是从左鼻孔呼出。整个过程中，指尖和鼻内膜都可以感觉到气流的通过。气流应该发出类似空气从一根细管中泄漏的声音。通过改变对鼻孔的压力，始终保持这个声音。眼睛、太阳穴、眉毛和前额的肌肤应该保持完全放松，不要有任何紧张。精神应该完全专注于倾听气流通过时的声音，保持正确的呼吸节奏。每次吸气和呼气应该保持相同的时间。吸气和呼气不应该用力。整个过程中呼吸都应该保持均匀缓慢的节奏。完成呼吸控制后以挺尸式躺下。

● 经络清洁呼吸控制法

方法：（1）按照太阳呼吸控制法第1到2步的技巧进行练习。

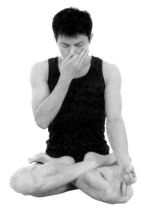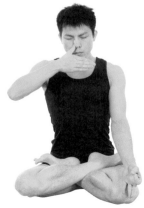

（2）通过右鼻孔完全排空肺部。用右手拇指肚远离指甲的部位控制右鼻孔。缓慢、深长而稳定地通过右鼻孔吸气，用右手拇指指尖控制右鼻孔，使肺部充盈。在用右鼻孔吸气时，用右手无名指和小指完全堵住左鼻孔。

（3）完全地吸气后，通过拇指的按压完全封住右鼻孔，松开无名指和小指对左鼻孔的按压。重新调整无名指和小指在左鼻孔外缘的位置，使与鼻中隔平行。然后通过左鼻孔缓慢、稳定和深长地呼气，把整个肺部完全排空。压力应该来自于无名指和小指指尖的内侧远离指甲的部位。

（4）通过左鼻孔完全地呼气后，调整手指改变对鼻孔的压力。现在改为右手无名指和小指靠近指甲的部位施加压力。然后通过左鼻孔缓慢、稳定和深长地吸气，使肺部充盈。

（5）在通过左鼻孔完全地吸气后，封住左鼻孔，然后通过右鼻孔呼气完全排空肺部。注意用右手拇指肚远离指甲的部位控制右鼻孔。这就完成了经络清洁呼吸控制法的一个循环。这里呼吸的节奏是这样的。

a 通过右鼻孔呼气　b 通过右鼻孔吸气　c 通过左鼻孔呼气　d 通过左鼻孔吸气

e 通过右鼻孔呼气　f 通过右鼻孔吸气　g 通过左鼻孔呼气　h 通过左鼻孔吸气

i 通过右鼻孔呼气　j 通过右鼻孔吸气

上面的 a 是准备阶段。第一个真正的经络清洁呼吸控制法循环开始于 b，而结束于 e。第二个经络清洁呼吸控制法循环开始于 f，结束于 i。j 阶段是在完成循环后的一个安全措施，防止气喘、窒息和对心脏的压力。

时间：按照上述技巧完成 8 到 10 次循环，大概需要 6 或 8 分钟。每一侧的吸气和呼气的时间应该相同。一开始，时间可能会不同，但是坚持练习就可以达到。

注意事项：患有高血压或心脏病的人可以联系经络清凉呼吸控制法，但是注意千万不要屏息。每次完成后都要以挺尸式结束。

其他选择：①在掌握了每一侧的吸气和呼气的时间保持相同后，可以尝试着做内屏息。

②屏息不应该扰乱吸气和呼气的节奏和均衡。假如被扰乱了，那么就减少屏息的时间或者在下一次循环时再屏息。

●风箱式呼吸控制法

第 1 阶段

方法：（1）以身体感到舒适的任何姿势坐下，如莲花式、至善式或英雄式。保持后背挺直。头部向躯干放低。把下巴放在锁骨之间凹陷处，锁定下巴。

（2）快速活跃地吸气，然后快速有力地呼气。吸气再呼气就完成了一个风箱式控制法循环。呼吸的声音就如同气流通过风箱的声音。

（3）一次完成 10 到 12 个循环。然后缓慢深长地像在乌加依呼吸控制法中那样吸气。然后屏息的同时练习 2 到 3 秒的会阴收束法，然后再缓慢而深长地像在乌加依呼吸控制法中那样呼气（这种乌加依的呼吸方式使肺和横膈膜都得到休息，使它们为新一轮风箱式呼吸做好准备）。

时间：重复 3 到 4 次风箱式呼吸控制法循环，每个循环之间采用乌加依呼吸控制法。如果气流的声音降低，力量减弱，那么就减少循环的次数。完成后，以挺尸式躺下。

第 2 阶段

方法：（1）以身体感到舒适的任何姿势坐下，比如莲花式、至善式或英雄式。保持后背挺直。头部向躯干放低。把下巴放在锁骨之间凹陷处，锁定下巴。

（2）按照在太阳呼吸控制法中所述的技巧那样调整拇指和其他手指对鼻孔的压力。完全封住左鼻孔，保持右鼻孔半敞开。通过右鼻孔有力地吸气和呼气完成 10 到 12 个风箱式呼吸控制法的循环，练习方法与上述第 1 阶段相同。

（3）封上右鼻孔，部分打开左鼻孔，然后重复 10 到 12 次风箱式呼吸控制法的循环。手指从鼻孔处拿开。像在乌加依呼吸控制法中一样保持几个深呼吸。

时间：左右两侧各做 3 或 4 个循环，在各循环之间以乌加依呼吸控制法进行呼吸。完成后以挺尸式躺下。

●圣光呼吸控制法

方法：圣光呼吸控制法是风箱式呼吸控制法更为温和的方式。在圣光呼吸控制法中，吸气很缓慢但呼气很有力。在每次呼气后都有几秒钟的屏息。如果风箱式呼吸控制法对你来说过于吃力，你可以选择圣光呼吸控制法来代替，完成后以挺尸式躺下。

●卷舌清凉呼吸控制法

方法 ：（1）以莲花式、至善式或英雄式坐下。保持背部挺直，头部水平。双臂伸展，手腕背部分别放在两膝上。双手结智慧手印。嘴巴张开呈"O"形。

（2）舌的边缘和舌尖触碰从臼齿到前齿的整个牙齿，并抬起向上卷曲。舌头的形状如同一个即将舒展的卷曲新叶一样。把卷曲的舌头伸出到嘴唇以外。通过卷曲的舌头吸入并发出齿擦音"sssssssa"，使肺部充盈。

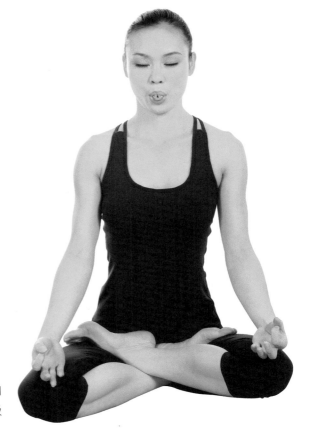

（3）完全地吸气后，放低头部。下巴放在胸骨上方锁骨之间的凹陷处，此时，头处于下巴锁定位置（收颌收束法）。现在屏息约 5 分钟，同时练习会阴收束法。缓缓地呼气，和乌加依呼吸控制法一样通过鼻子发出送气音"hhuuuuuuum"。

这就完成了一个清凉呼吸控制法循环。

时间：重复这个循环 5 到 10 分钟，完成后以挺尸式躺下。

注意事项：高血压患者请将内屏息的步骤省略。心脏病患者请不要练习此呼吸控制法。

●嘶式清凉呼吸控制法

方法：在这种呼吸控制法中，舌头不要卷曲。嘴唇稍张开，只有舌尖伸出放在上下牙齿之间。舌头和平常一样保持平放。按照卷舌清凉呼吸控制法相同的技巧进行练习。

❀ 收束法和契合法

● 收腹收束法

方法：（1）以山式站立。双腿分开约
30厘米。稍向前弯腰，膝盖微屈，把双手
分别放在两大腿上，五指尽量分开。低头直
到下巴顶在锁骨中间凹陷处。

（2）深深地吸气，然后快速呼气，使
所有的空气从肺部迅速喷出。

（3）当肺部内空气完全排空时，闭气
屏息，将整个腹部区域朝脊柱方向内收，并
朝胸骨方向提拉，同时双手按压大腿。

（4）保持腹部紧收的情况下，双手从
大腿抬起并放在两髋上。伸直双腿，挺直背
部，不要放松收紧的腹部，也不要将下巴从
锁骨处抬起。

（5）放松腹部肌肉，下巴和头的位置
保持不动。如果头部移动了，会让心脏马上
感受到压力。缓慢深长地吸气。

时间：做几次自然呼吸，然后按照从（1）
到（5）的步骤重复上述动作。每天只能练
习一组收腹收束法，即6～8次。

注意事项：从（3）到（5）的练习过程中，
不要吸气，整个屏息的过程不要超过5～10
秒。只有在经验丰富的瑜伽导师的亲自指导
下，才可以增加保持的时间或者练习的次数。

益处：强健腹部器官，促进消化道的有
毒物质排出。

● 会阴收束法

方法：（1）以舒服的姿势站、坐或躺着，
闭上双眼，放松。

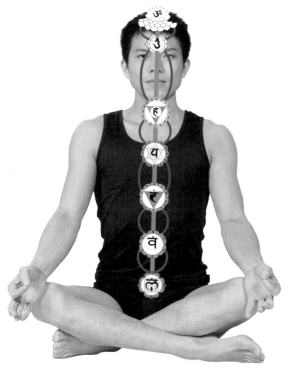

三脉七轮

瑜伽哲学认为人的身体当中有一根中脉，
左右各有一脉，共三脉。在中脉靠近顶、眉间、
喉、心、脐、脐下四指、会阴处分布着人体
的七大脉轮，分别是海底轮（位于肛门附近
的腺体中心）、生殖轮（位于生殖器官部位
附近的腺体中心）、脐轮（位于肚脐附近的
腺体中心）、心轮（位于靠近心脏附近的腺
体中心）、喉轮（位于喉头附近的腺体中心）、
眉心轮（位于脑的正中）、顶轮（位于脑顶）。

（2）把意念集中在会阴部（男性生殖器和肛门之间、女性阴道口和肛门之间的区域）。将
这个区域的肌肉进行收缩，自然地呼吸。

时间：在舒适的范围内保持收缩，时间随意。然后短暂地放松这个部位。重复练习5～10次。

注意事项：要做好这个练习，必须非常专注地感受着会阴收缩的"触发点"，除了感受其
肌肉的收缩，还得在意念上碰触或按压此处。为了更容易把注意力集中在会阴收缩的"触发点"

上，你可以盘腿打坐，一个脚跟紧紧顶着会阴。

益处：会阴收束法使在正常状态下总是向下运行的生命之气转而向上运行。它在引导或控制一个人的性欲方面是非常有用的。此外，会阴收束法可帮助防止和治疗便秘，也有助于控制或治疗痔疮。对于女性而言，可促进分娩后产道的恢复。

● 提肛契合法

方法：（1）以舒服的姿势站、坐或躺着，闭上双眼，放松。

（2）自然呼吸，收缩肛门的括约肌，并保持收缩3秒。然后放松，3~5秒后再次收缩肛门。反复多次地做这个练习。

注意事项：提肛无需在时间上与呼吸相一致。

益处：肛门区域的生命之气在正常状况下是向下运行的，瑜伽的目的是将它转为向上运行，肛门收缩会帮助瑜伽练习者实现这个目的。把提肛和诸如头倒立或肩倒立等某个倒转的姿势结合起来做，对治疗痔疮特别有效。

● 性能量运行契合法

方法：（1）以舒服的姿势站、坐或躺着，闭上双眼，放松。

（2）向内、向上收缩性器官。当你做这个收缩动作时，睾丸和阴茎（女性则为阴道）应稍微向内、向上抽动一下。保持收缩动作约几秒钟，然后放松这个部位。

益处：性能量运行契合法帮助有志于学习瑜伽者保留住他宝贵的性流体，也帮助他把性流体用于身体健康和精神修养发展的方面。许多有志于修炼瑜伽的青年男性因为在睡眠中失去其性流体而感到很懊恼。凭着练习性能量运行契合法和正确的进食与睡眠的习惯，就可以防止这种事情的发生。每天晚上入睡之前，人们应养成习惯地做一两分钟性能量运行契合法以及会阴、肛门收缩法。

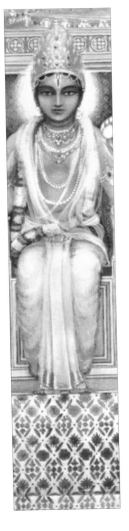

● 大契合法

方法：（1）双腿伸直，坐在地板上。屈右膝，将右脚掌贴着左大腿内侧，身体前倾，双手着地。臀部微提，做提肛契合法，右脚跟向内移动，脚跟紧紧地顶住肛门，臀部落在右脚上。坐好后，躯干略向前弯，保持右腿伸直，用手抓住右脚大脚趾。

（2）从正常的吸气逐渐过渡到深吸气，然后屏气，收缩会阴。在舒适的范围内尽量延长屏息。

（3）慢慢呼气，保持身体姿势，结束提肛契合法和会阴收缩法。

时间：从（1）到（3）是一个完整的回合。保持身体姿势，重复一次。然后交换双腿位置，重复两个完整回合。

注意事项：这种契合法可以在任何时候练习，在冥想之前练习最具效果。

益处：大契合法能安定身心，增强冥想的效果，它还能辅助治疗各种腹部疾病，减轻便秘和痔疮的症状。另外，在一些瑜伽行者看来，这个契合法能封住生命之气向下运行的通道，迫使它转而向上运行，从而使性能量得到升华。

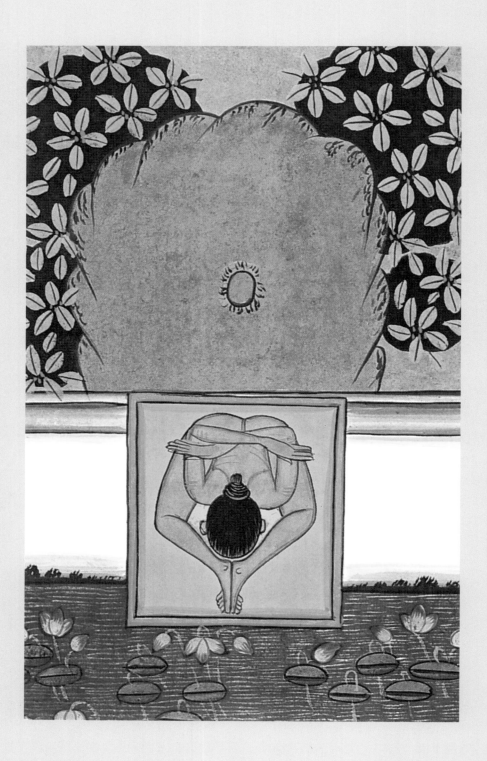

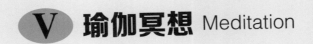

Ⅴ 瑜伽冥想 Meditation

冥想法是指瑜伽练习者在精神或注意力高度集中时，通过深思或自我反省而自然产生的一种状态。可以说，冥想是最原始、最古老的瑜伽修炼方法，更是瑜伽修行的至善阶段。它的修行目的在于让练习者通过冥想静思来获得内心的平和安宁，从而达到精神的超脱，进入瑜伽冥想的最高境界"三摩地"（也叫"入定"）。

收束法和契合法

认真并持之以恒地练习瑜伽冥想法，能使练习者精神振奋，大脑放松，平息体内的躁动情绪，缓和内心的焦躁不安。如果每天坚持练习五分钟到一个小时的瑜伽冥想，还能释放沉重的压力，消除身体的疲劳，抑制忧郁，促进睡眠，对承受工作挑战和缓解生活压力都极有益处。

当然，瑜伽冥想不是简单地使练习者的身心放松下来。在精神方面，进入真正的冥想状态后，练习者注意力的集中和心绪的安定使大脑进入更高的意识领域，从而发掘出内在智慧，洞悉世事或直觉地感悟到自我的本质，灵魂因此进入最高境界，最终获得天人合一的体验。

放松和冥想之间的区别

放松不需要大脑保持警觉或注意力集中，它与睡眠的状态非常接近，而且持续的放松状态会让练习者很容易入睡。冥想是通过在当下的时间里把注意力集中在一个特定的物体、图像、词语、短语或情绪上，训练大脑进入一种更高的意识和警觉状态。简而言之，放松是一种轻松涣散的状态，冥想则是一种清醒而又警觉、平静而又专注的状态。

在瑜伽练习中，放松和冥想都是非常有用的技巧，而且都需要保持一种平静的状态来面对或进入当下的瑜伽练习。

练习冥想的要点

◎练习者在进行瑜伽冥想前可以先练习瑜伽体式，或者进行散步等轻松的活动，让身体得到适当的运动，以便让练习者更好地过渡到脑部的冥想练习。

◎在冥想前练习5分钟左右的调息会对冥想有很大的帮助，这样可以使练习者的大脑和身体都能安静下来。

◎每天尽量在同一时间进行冥想练习，这样大脑就会形成生理惯性，自动在每天的这个时间段安静下来，促使冥想练习更加顺畅。例如，在早晨练习冥想法，可以帮助大脑准备好迎接新的一天；而在晚上练习冥想法，可以清除体内的张力和大脑的精神活动，促进睡眠。

◎如果有可能，尽量在同一地点练习冥想。同一环境能够带给练习者熟悉感和安全感，让练习者更快地"渐入佳境"。

◎练习者在练习冥想的初期不必强迫自己进行长时间的练习，一般在5到10分钟左右即可，待逐渐建立起忍耐寂寞的毅力后，再适当增加练习的时间。练习者可以给自己制定一个练习时间的计划，从 5 分钟到 10 分钟，再到 20 分钟，甚至更久，最终达到每天至少练习 45 分钟、每周至少练习 3 次的目标。

◎练习者定好姿势、开始冥想前，先启动大脑进行全身检查，让自己的身体从头到脚都放松下来，更不要忘了检查自己面部的肌肉，让它们也放松下来。

◎练习者进入冥想练习时，需让大脑或者眼睛专注于某个想法或物体。如果大脑游离不定，思绪和情绪突然涌现出来（这种情况时有发生）时，练习者可以让它们在大脑或身体中游历一遍，然后放开这些思绪和情绪，把注意力转回到原来选定的主题和物体上。在冥想时，这种情况时常会反复出现。不必忧心，练习者只要保持平和的心态，耐心地把注意力转回到原来的想法或物体上，假以时日，就能轻易地让杂乱的思绪在大脑中一闪而过，不会被它持续困扰。

◎练习者最好能把所有从脑子里冒出来的思绪都当成"想法"，使所有的思绪都处于平等的位置上，这样就会让自己既能意识到思考的过程，又能意识到想法和想法之间的间隔。

◎练习者进行冥想时如果昏昏欲睡，就有必要思考导致这种情况的原因了。但无论是什么原因，在进行冥想时都千万不要真的睡着。随着练习的坚持，练习者的注意力将得到长足的改善，而神经系统也将习惯长时间的保持冥想状态。当然，如果确实是因为睡眠不足而产生强烈的睡眠需要，也可暂时放弃冥想练习，改期进行。

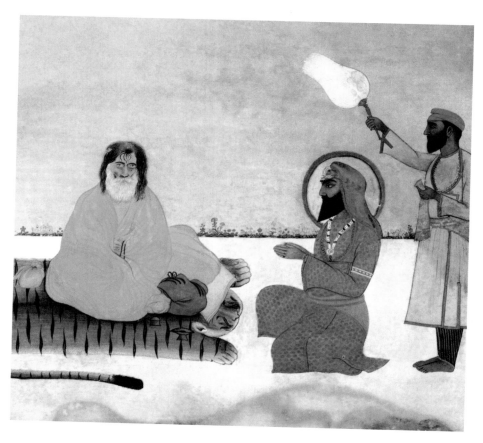

✿ 冥想的技巧

● 把注意力放在呼吸上

　　进行冥想练习时，练习者要通过鼻子来呼吸，而且需要把注意力放在呼气和延长呼气的时间上，而不是放在吸气上。同时，练习者要不时地提醒自己保持正确的呼吸，把注意力放在呼吸上，并且保持它的方式。在每一次呼气时，练习者要能感觉自己正在释放所有的压力、思绪和情绪，特别是在呼气完成、准备再吸气的那一刻。

　　练习这个技巧时，练习者既可以把眼睛张开，也可以把眼睛闭上。如果眼睛是张开的，就让自己的目光停留在某个焦点上；如果眼睛是闭上的，就可以让自己的注意力全部放在呼吸上。

　　这项技巧对安定情绪和保持大脑清醒非常有效，它能释放由焦虑和疑惑引起的精神压力。

● 把注意力放在一个物体上

　　冥想练习最基本的要求就是将注意力集中在一个物体或一个想法上。很多练习者对此感到困难，因此，可以通过下面这种方式的练习来达到集中注意力的目的：点燃一支蜡烛，放在离自己相隔不远的地面上，但不要放在自己视线的水平位置上。然后，练习者保持背部挺直，双眼稍微向下注视，注视的位置既不会离自己的身体太近，也不会太远。在注视蜡烛时，练习者的眼睛一定要盯着火苗。如果大脑的思绪游离不定，一旦发现自己走神，要及时把注意力拉回来，重新集中在火苗上。专注地盯着蜡烛一段时间后，闭上眼睛，想象那簇火苗就在自己的眉心跳跃，并在脑海里保持这幅画面一段时间，再重新睁开眼睛盯着火苗。如此反复练习，每段时间尽量保持在1分钟以上，并可根据自己的毅力逐渐延长。

　　紧盯蜡烛火苗的练习目的在于延长练习者注意力的时间跨度。做这个练习时也可以使用其他物体，比如一朵花、一块石头等。物体越简单越好，这样大脑就不会被物体的细节干扰。

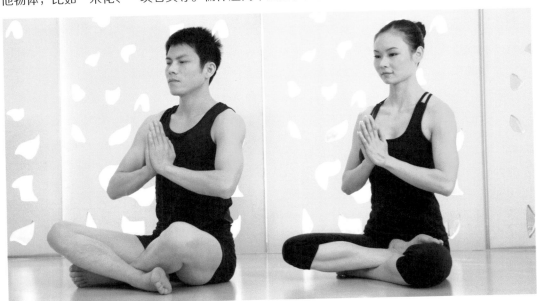

●配合语音唱颂，反复吟诵

在冥想练习中，练习者在专注于呼吸的同时，在吸气和呼气的过程中还要反复发出类似"OM"、"Aum Hari Aum"、"Haribol Nitai-Gaur"这类语音，无论是在心里默念，还是吟诵出声，练习者都能体验到它神奇的力量。

✿ 冥想的方法

瑜伽的冥想方法较多，常见的有走动式冥想、观想、烛光冥想、语音冥想、舞蹈冥想等。在现有的瑜伽冥想体系中，语音冥想无疑是历史最悠久、功效最直接、使用最广泛的冥想方式了。

语音冥想，即曼特拉冥想。梵语词"曼特拉"可分为两部分："曼"的意思是心灵，"特拉"的意思是引开去。"曼特拉"的意思是能把人的心灵从种种世俗的思想、忧虑、欲念、精神负担等等引离的一切特殊语言。一个人冥想时把注意力集中在瑜伽语音上，就能逐渐超越愚昧、无知等不良因素。瑜伽语音冥想是瑜伽的灵魂与核心，它将我们从极度的焦虑和恐惧中解脱出来，体验到内心深处的平和与精神上的快乐。

初次接触瑜伽语音冥想的人，可能只是在意念的表浅层面上听唱语音，但随着长期的练习，内心会越来越纯净，会慢慢感觉语音越来越亲切、熟悉和值得信赖。

●噢姆冥想（OM）

印度古老的奥义书（Maitri Panishad）中这样写道："梵天沉思的两种方式，最初的来源，包括声音及沉默。经由声音，我们达至沉默。梵天的声音是'OM'，'OM'的终结是沉默。"

"OM"（也被写作"AUM"）是冥想中最常吟诵的语音，它其实由三个音节组成，即 A-U-M。A 的发音是 Ah，U 的发音是 Ooh，M 的声音就是 Mmm 的收口音。在瑜伽的世界里，"OM"不只是一个简单的音节，它的梵文字形是代表整个瑜伽的符号，它的发音是所有梵咒中最有力量、最能抚慰人心的声音。

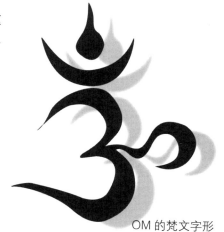

OM 的梵文字形

选取舒适的坐姿，做瑜伽呼吸，高度注意呼吸，每次吸气和呼气，自觉自己的呼吸；做完 5 次完全的呼吸，继续做完全呼吸，但每次呼气时，以感到舒适为限度，配以最深沉的、可以听见的声音念语音"OM"。这个语音应念得与呼气过程一样长：O-M-。这时把注意力集中到语音上，吟诵练习 10 次；然后呼气和吸气时都在心里对自己念"OM"语音，同时感到身体的每一个毛孔吸入数十亿个"OM"音节，想象这几十亿个音节进入整个心身的最深处，带来和平、安宁和无畏的心情。每次吸气时，感到身体每一个细胞都充满了这种和平、宁静和力量；每次呼气时，感到无数的"OM"音节把这和平传播到整个环境、整个宇宙甚至一切生灵上去。此练习至少进行 50 次。

● 噢姆·哈瑞·噢姆冥想（Aum Hari Aum）

　　舒适坐定，闭合双眼，深长呼吸，注意每次呼吸；每次呼气时，用可听到的声音念诵"Aum Hari Aum"；每次吸气时，心里默念 "Aum Hari Aum"。反复做此练习至少 50 次。如果心灵游离开去，不注意语音，就把它轻轻地引回来，既不要强行集中注意力，也不要让心灵毫无控制地东游西荡，散漫无归。

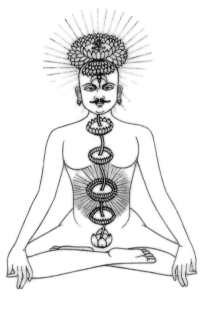

● 哈里波尔·尼太·弋尔冥想（Haribol Nitai–Gaur）

　　梵文中的"哈里"为壮美、吸引的意思；"波尔"为语音、说话的意思；"尼太"为永恒、长存的意思；"弋尔"为灿烂、纯洁的意思。

　　先按瑜伽坐式坐定，两眼闭合，深长呼吸。每次呼气时，用可听见的声音诵念"Haribol Nitai-Gaur"；每次吸气时，在心里诵念同样的瑜伽语音。诵念时，保持心灵专注在瑜伽语音上，但不要变成一种紧张性的刻意。此法练习至少 50 次。

● 玛丹那·莫汉那冥想（Madana Mohana）

　　Madana 有两个意思：一是指曼陀罗花，可以作为麻醉剂入药；另一个意思是指用一种图形来表达宇宙的概念。因此，这种语音是说原始动因并非虚无，而是充满精神和爱、真、善、美等品质。

　　先坐定合眼，正常呼吸。每次呼气时，出声吟诵瑜伽语音"Madana Mohana"，边念边听；每次吸气时，心里再诵念这个语音。最少做 50 次，最多次数不限。练功时，如心灵游离开去，不要感到不安或懊恼，只需轻轻把心灵引回瑜伽语音上。

　　除以上语音冥想外，还有"玛丹那－莫汉那·本哇利·哈瑞波尔"冥想、"戈帕拉·戈文达·哇玛·玛丹那－莫汉那"冥想，方法与上述方法大体相同，只是语音不同。

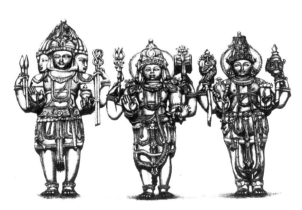

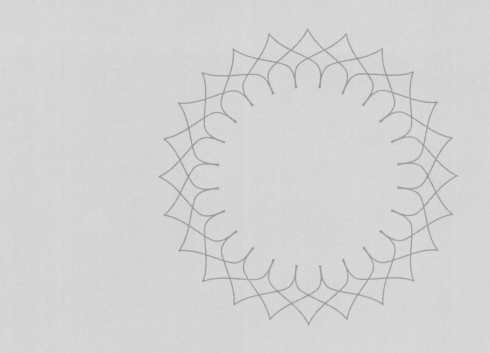

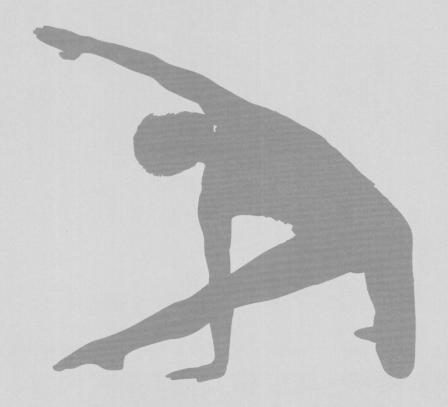

PART 3
Elementary Class of Asanas and Skills
初级体式与技法

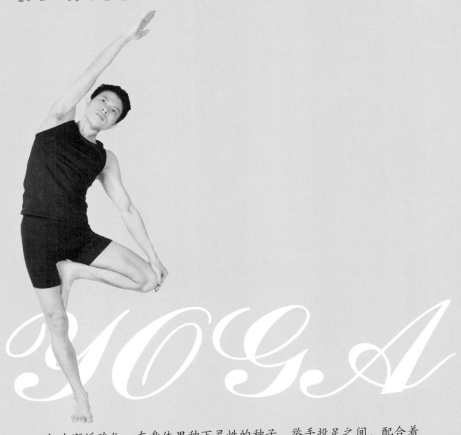

YOGA

初次邂逅瑜伽，在身体里种下灵性的种子，举手投足之间，配合着适当的呼吸，于冥想中获得内心的平和与安宁，让身、心、灵三者同时得到修行，开启通向瑜伽至善境界的希望之旅。

Ⅰ 站立 Standing Asanas

山式

动作

1 双腿并拢直立，两脚后跟与大拇指关节相靠，跖骨接触地面，脚趾张开、上提、收拢，紧压地面。

2 膝部绷直，膝盖向上提升，收缩臀部，提拉大腿后部肌肉，收腹，脊柱骨向上伸展，双肩下压，手臂、手指下拉，放于身体两侧，挺胸，颈部挺直，头部直立，保持这个姿势。

→ 难度 ★

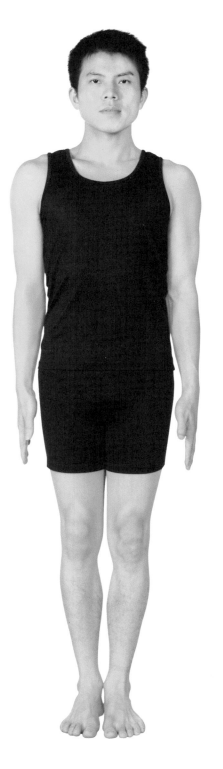

其他选择

如果觉得双脚并拢站立比较困难，可以将双脚略微分开一些。

山式的进阶姿势是双臂向上伸展。

注意事项

身体的重量需均匀分布在脚跟、脚掌和脚趾上。集中注意力，感觉身体部分在向上伸展，而手臂在向下拉动，保持身体平衡，使整个人都处于慢慢拉伸的过程中。

益处

山式是一个基本的站立姿势。这个正确的站姿会让人感觉身体轻盈、精神放松，而非僵硬和紧张，从而培养良好的体态。

树式第一式

动作

1 山式站立。

2 弯曲左腿，上抬，向外侧打开；左手抓住左脚脚踝，放于右大腿根部，脚掌贴于大腿内侧，脚趾朝下，膝盖朝向外侧；右腿直立，支撑身体重量；双手胸前合掌，保持身体平衡。

3 双手合掌，向上伸展，高举过头顶，手指并拢、伸直，肩膀下沉。保持这个姿势 10 ~ 60 秒钟，深长地呼吸。

4 双掌分开，放低手臂，左腿伸直、落地，恢复山式站立。

5 换腿重复这个体式，并保持相同的时间。然后恢复山式站立，放松。

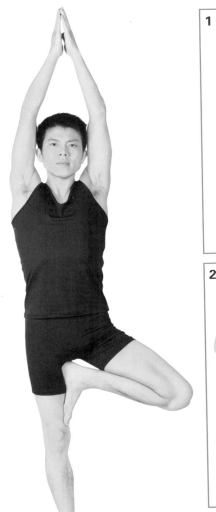

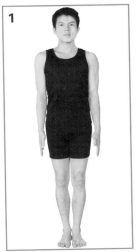

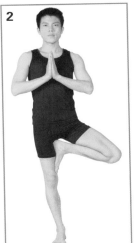

→ 难度 ★

其他选择
手臂高举过头时，手肘弯曲或伸直皆可。

注意事项
重心放在站立的那只脚上。如患有心脏病、高血压、心脏或血液循环方面的疾病，在练习此动作时，手臂无需上举，只要在胸前合掌即可。

益处
这个体式有助于提高练习者的平衡力，强健脚踝，使胸背肌肉更加紧实。

树式第二式

动作

1 山式站立。

2 弯曲左腿，上抬，右手抓住左脚，放于右大腿根部，脚心朝上，脚踝外侧紧贴右大腿，膝盖朝下；右腿直立，支撑身体重量；左手立掌于胸前。

3 松开右手，与左手合掌于胸前。

4 双手合掌，向上伸展，高举过头顶，手指并拢、伸直，肩膀下沉。保持这个姿势 10 ~ 60 秒钟，深长地呼吸。

5 双掌分开，放低手臂，左腿伸直、落地，恢复山式站立。

6 换腿重复这个体式，并保持相同的时间。然后恢复山式站立，放松。

→ 难度 ★ ☆

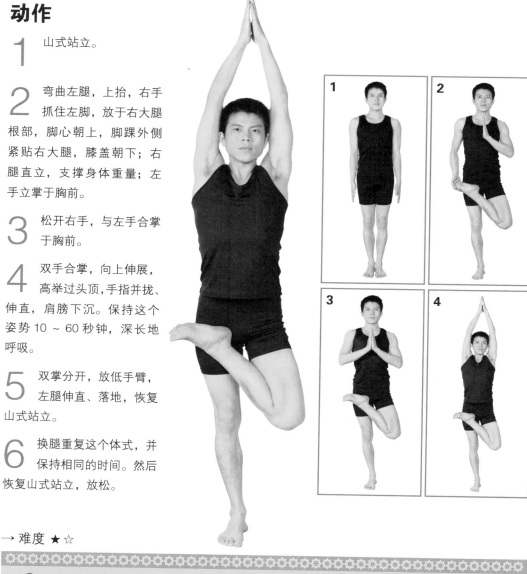

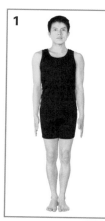
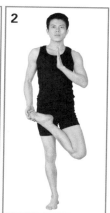
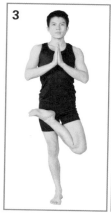
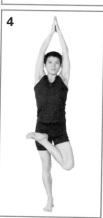

🧘 其他选择

也可用双手将上抬的那只脚的脚后跟贴放于腹股沟。如患有心脏病、高血压、心脏或血液循环方面的疾病患者，练习此动作时，手臂无需上举，只在胸前合掌即可。

🧘 注意事项

两膝尽量保持在同一水平线上。

🧘 益处

这个体式能够加强腿部、背部、胸部肌肉，提高平衡感和专注能力，纠正不良体态。

三角伸展式

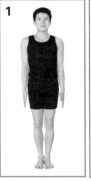

动作

1 山式站立，将体重均匀地分配在双腿上，重心落于足弓中心。

2 深吸气，跳步分开两腿，两脚距离在 90 ~ 105 厘米之间。两臂侧平举，手臂与地面保持平行，手掌朝下。

3 右脚向右转 90 度，左脚稍向右转，膝部绷直。呼气，身体躯干向右侧弯曲，右手掌背贴近右脚踝，指尖触地。向上伸展左臂，与右肩成一条直线，伸展躯干，两眼注视左手拇指，腿后部、臀部、后背呈一条直线。提升右膝盖，正对脚趾，保持挺直，保持这个姿势 30 ~ 60 秒钟，均匀深长地呼吸。

4 吸气，抬起右掌，回到动作 2。

5 反向重复动作 3 和 4。呼气，回到山式站立。

→ 难度 ★

其他选择
身体躯干向右侧弯曲时，也可弯曲右腿膝盖，直至大腿与小腿垂直，大腿与地面平行，保持这个姿势 30 ~ 60 秒钟，均匀深长地呼吸。

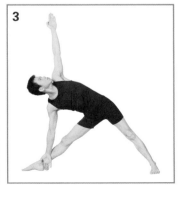

注意事项
不要向前或向后倾斜或扭曲身体。

益处
这个体式能够改善腿部、臀部肌肉的僵硬状况，纠正腿部畸形。同时它还能缓解背部疼痛以及颈部扭伤，增强脚踝，强健胸部。

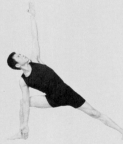

1

2

3

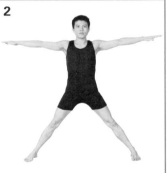

三角侧伸展式

动作

1 山式站立。

2 深吸气，跳步分开两腿，两脚距离在 90 ～ 105 厘米之间。两臂侧平举，手臂与地面保持平行，手心朝下。

3 保持大小腿垂直。左脚稍转向右，膝部绷直，从内侧保持伸展。呼气，身体躯干向右侧弯曲，右臂伸直，右手掌完全贴于右脚外侧的地面，左臂绷直，向右上方伸展；两眼注视左手拇指，保持这个姿势 30 ～ 60 秒钟，均匀深长地呼吸。

4 吸气，抬起右掌，回到动作 2。反向重复动作 3。

→ 难度 ★

⑨ 注意事项
不要向前或向后倾斜或扭曲身体。

⚑ 益处
这个体式能够改善腿部、臀部肌肉的僵硬状况，纠正腿部畸形。同时它还能缓解背部疼痛以及颈部扭伤，强健脚踝和胸部。

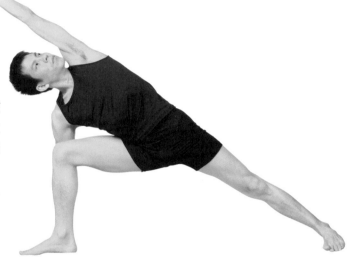

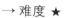

1

2

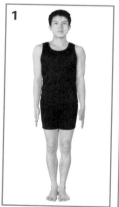

3

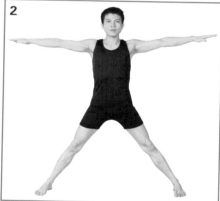

侧面

三角伸展第二式

动作

1 完成三角侧伸展式。

2 右腿伸直，膝盖绷直；左臂向上伸展，与右臂成一条直线；伸展躯干，双眼注视左手手指，腿后部、臀部、后背呈一条直线。保持这个姿势 30 ~ 60 秒钟，均匀深长地呼吸。

3 反向重复这一体式。

→ 难度 ★

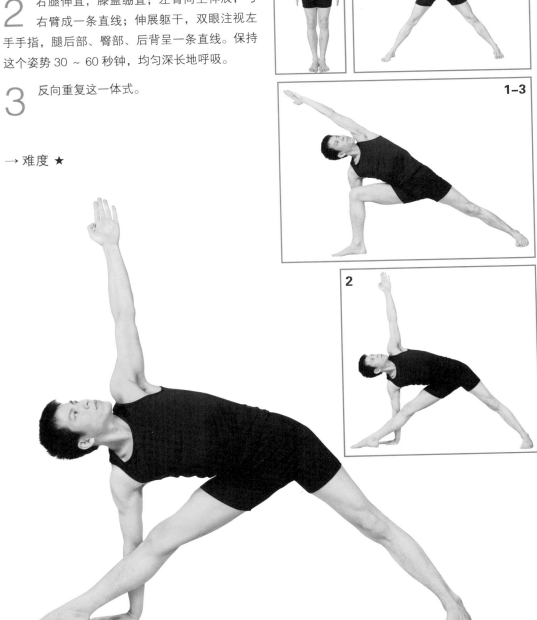

1–1

1–2

1–3

2

风吹树式

动作

1 山式站立。

2 弯曲左腿，上抬，向外侧打开；左手抓住左脚脚踝，放于右大腿根部，脚掌贴于大腿内侧，脚趾朝下，膝盖朝向外侧；右腿直立，支撑身体重量；双手胸前合掌，保持身体平衡。

3 双手分开，左手握住左膝，右臂高举过头，掌心朝内，向上伸展。呼气，身体由腰部向左弯曲到最大限度。保持这个姿势30～60秒钟，均匀深长地呼吸。

4 吸气，身体回到正中，恢复山式站立。反向重复动作2和3。呼气，回到山式站立。

→ 难度 ★ ☆

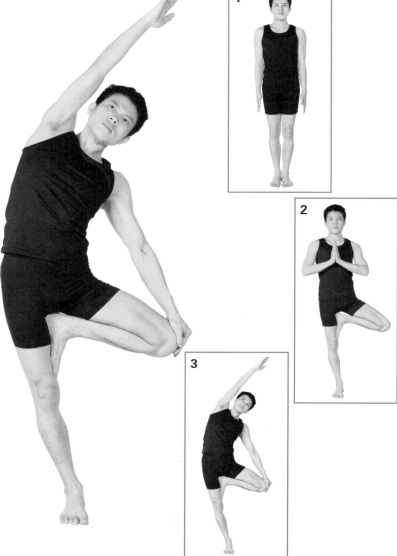

🌀 **注意事项**

侧弯时，尽量使整个身体保持在一个平面上，肩膀、胸部和骨盆都不要向前倾，要充分打开。有高血压等心脏或血液循环疾病者不适合做此动作。

🏠 **益处**

此动作非常适合在晨练时练习，它能够增强腰髋部和肩膀的灵活性，使脊柱得到侧向的伸展，有效地改善体态。

门闩式

动作

1 双腿跪地，脚踝相靠。

2 右腿向右侧伸展，与躯干、左膝保持在一条直线上；右脚尖朝右，脚背、脚趾保持绷直；右手自然放于右腿上。

3 吸气，双臂侧平举与肩平；呼气，右手手臂向下移动，手掌紧贴于右腿内侧的地面上，手臂伸直；左手手臂向上伸展，肩放松；头部、躯干向右腿方向移动；双眼凝视左手手臂。保持这个姿势 30 ～ 60 秒钟，正常呼吸。

4 吸气，身体回正，双臂侧平举，弯曲右腿，跪回地面，恢复到动作 1。然后反向重复动作。

→ 难度 ★

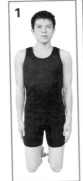

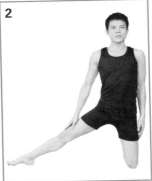

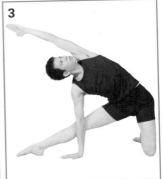

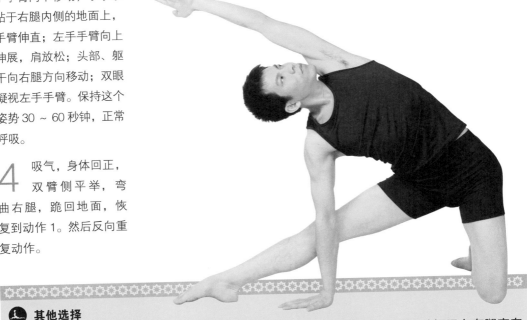

🧘 **其他选择**

此体式可增加难度，将右臂沿右腿方向伸展，放于右脚脚背上，左手随躯干向右腿方向伸展，尽力触到右掌，保持这个体式 30 ～ 60 秒钟。

🧘 **注意事项**

两侧保持此体式的时间要相同。

🧘 **益处**

这个体式能让骨盆区域得到伸展，有助于缓解背部僵硬，使腹部肌肉和腹腔器官保持健康的状态。

飞机式

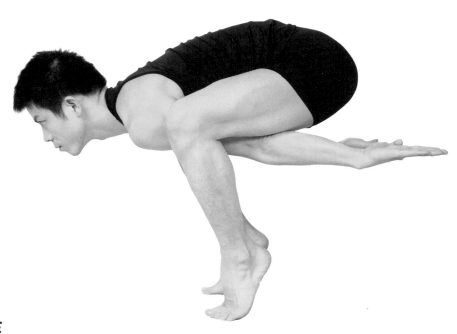

动作

1 身体下蹲，双脚自然分开；双臂前伸，保持绷直，与肩齐平。

2 抬高脚跟，脚弓离地，身体重心前移，双臂移至两腿之间，向后伸展，保持绷直。

3 踮起脚尖，尽力让脚掌离地，抬高臀部，身体前弯，双臂外侧紧贴大腿内侧，身体与地面平行，双眼平视前方，保持这个姿势 10 ~ 30 秒钟。

4 放低双脚回到地面上，放松双臂，休息。

→ 难度 ★

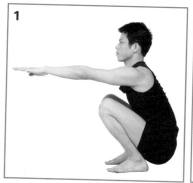

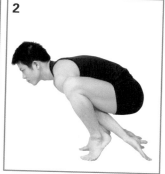

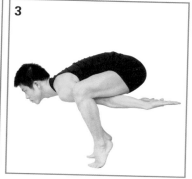

Ⅱ 前弯 Bending Forward Asanas

手杖式

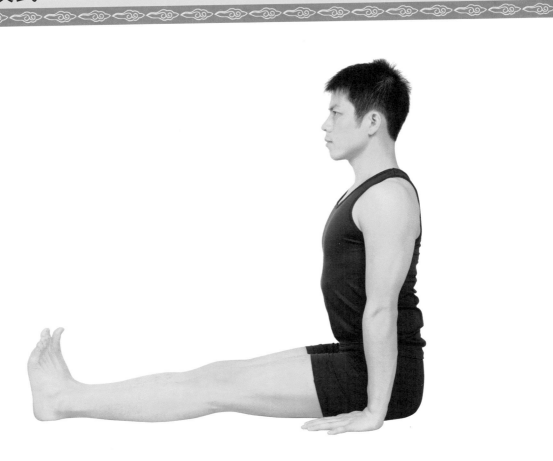

动作

　　坐在地板上，双腿向前伸直，脚跟着地，两大腿、双膝、脚踝即双脚并拢，身体重心落在两侧坐骨上。双手置于臀部两侧的地面上，十指朝前。锁紧肘关节，伸直双臂，胸部上提，脊柱保持稳定，防止腰椎沉向地面。保持头部、颈部挺直，和臀部在一条直线上，目视前方。保持这个体式 20 ~ 30 秒，均匀地呼吸。

→ 难度 ★

🜨 注意事项
收紧股四头肌，并将它们向腹股沟提拉，大腿下压地面，确保不要让腹部松垂。

🜨 益处
手杖式是所有前弯体式的基础坐姿。在这个体式中，腿部得到了有效放松，对膝关节炎、踝关节炎或者风湿病都很有益处。这个体式还可以增强意志力，稳定情绪。

内女式

动作

1 坐在地上，双腿向前伸直，双手放于大腿两侧。

2 弯曲左膝，左脚脚后跟抵住左大腿内侧靠近会阴处，大脚趾贴于右大腿的内侧，左大腿外侧和左小腿外侧都与地面接触。右腿伸展绷直，与弯曲的左腿之间呈 90 度。手臂朝右脚方向伸展，手指勾住大脚趾。低头，下巴放在胸骨上的两锁骨之间；脊柱完全伸展。

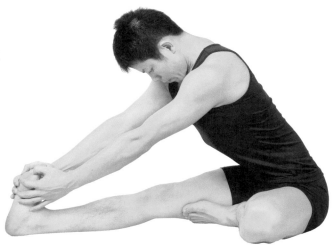

3 完全吸气，绷紧从肛门到横膈膜的整个腹部区域。腹部尽量朝后、向脊柱方向紧缩，同时朝上向横膈膜方向紧缩，然后放松绷紧的腹部。呼气，再次吸气，屏住呼吸，保持腹部紧缩。保持这个体式 1 ~ 3 分钟。

4 腹部放松，呼气，抬起头，双手放松，伸直左腿。然后换左腿伸直、右腿弯曲重复这个体式。

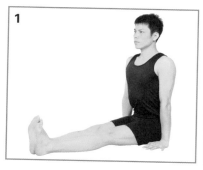
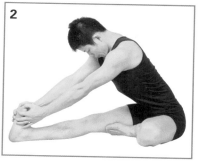

→ 难度 ★

九 注意事项

保持这个体式时，注意不要让右腿向右侧倾斜。

益处

内女式能充分按摩腹部器官、肾脏以及肾上腺，可缓解消化不良等疾病。患有子宫下垂的女性练习这个体式，可以让子宫逐渐归回原位。患有脾部疾患以及前列腺增生的人练习时，可以根据自身能力保持这个体式更长的时间，这将对病症有更为有效的缓解和改善作用。

束角式

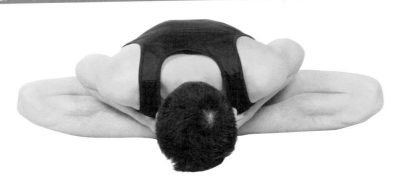

动作

1 坐在地面上，两腿向前伸直。弯曲右膝，双手抓住右脚脚踝和脚跟，将右脚拉向腹股沟。然后用同样的方法将左脚拉向腹股沟，直至与右脚掌相合。双手紧握双脚脚趾，将脚跟再次向腹股沟拉靠，双腿外展，双膝下压靠近地面，脊柱向上伸展，目视正前方。保持这个体式 30 ~ 60 秒。

2 呼气，身体前屈，缓缓下压，直至胸部与双脚相触。

3 低头，依次让额头、鼻子与地面相触，最后将下巴放在地面上，保持这个体式 30 ~ 60 秒，正常呼吸。

4 吸气，躯干从地面抬起，松开双脚，伸直双腿，放松。

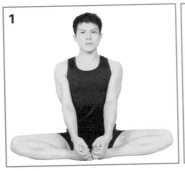
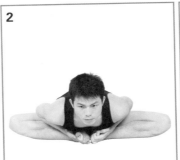
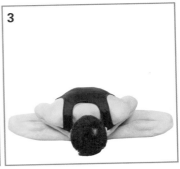

→ 难度 ★ ★

🔔 注意事项

双手要紧握双脚，握得越紧，躯干就能更好地上提。如果患有子宫脱垂，请勿练习这个体式。

📖 益处

这个体式有助于增进腹部、骨盆及背部的血液循环，可使肾脏、前列腺和膀胱保持健康，缓解坐骨神经疼痛及静脉曲张。对于女性而言，可维持卵巢健康，改善月经不调，缓解痛经和月经量过多的症状。

直立手抓脚伸展式

动作

1 山式站立。

2 吸气，脊柱向上伸展，向上抬升手臂，掌心朝前，从腰部开始向前弯曲，双手落于脚外侧地面上，掌心贴地，手臂伸直。双腿伸展，与地面保持垂直，双脚和双掌紧压地面，保持身体平衡。

3 呼气，躯干用力压向腿部方向，使腹部紧贴大腿，脸部贴近小腿前部；同时，双肘弯曲，肘部向后；右脚抬离地面，向后伸展抬升，直至脚尖朝上，与地面垂直；左腿保持绷直，紧压地面，与右腿成一条直线。保持这个体式30～60秒，正常呼吸。

4 再次呼气，放低右脚回到地面上，恢复到动作2。换左脚重复这个体式。

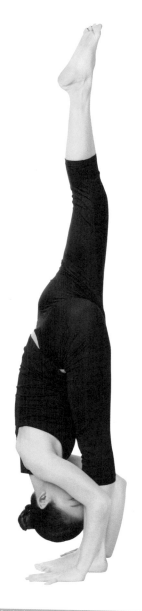

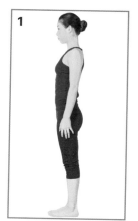

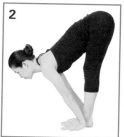

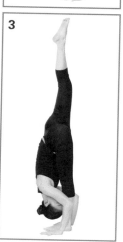

→ 难度 ★

注意事项

如患有膝关节炎或者腹泻等病症的患者，请不要练习这个体式。如患有低血压，在从该体式还原的过程中，注意柔缓地还原，避免头晕。

益处

这个体式能够缓解背部僵硬，既使心肺放松，又能获得能量。

圣哲玛里琪第一式

据说这个体式是献给圣哲玛里琪的。他的父亲是宇宙的创造者梵天，他的孙子是生命的赋予者、太阳神苏利耶。

动作

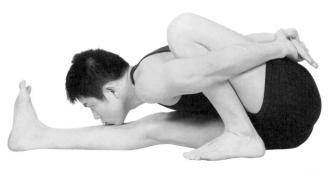

1 坐在地面上，双腿向前伸直。弯曲左膝，左脚完全平放在地面上，左腿小腿与大腿相触，左脚脚后跟靠近会阴处，左脚内侧触碰到伸展的右大腿内侧；左臂向前伸展，左手掌贴于右脚跟内侧的地面上，右臂放于身体右侧。

2 左腋抵住垂直于地面的左腿胫骨，左臂环绕着左腿胫骨和左大腿向后伸展，弯曲左肘，左前臂摆到背后接近腰部的高度。右手摆到背后，左手握住右手手腕。右腿保持绷直，端正头部，双眼看向前方。保持这个体式几个呼吸的时间。

3 呼气，身体前倾，头部下压，依次将前额、鼻子、嘴唇、下巴放在右膝上，双肩与地面平行。保持这个体式30秒，正常地呼吸。

4 吸气，抬起头部，松开双手，伸直右腿，然后换另一侧重复这个体式。

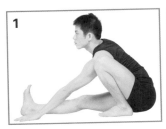
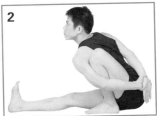
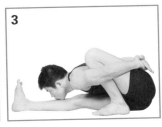

→ 难度 ★

其他选择
如果一只手无法在背后握住另一只手的手腕，可以降低难度，改为握住手掌或者手指。

注意事项
练习这个体式时，注意伸直的腿后部自始至终要放在地面上。

益处
通过练习这个体式，手指可以获得力量。通过身体前屈，使腹部器官得到按摩，促进腹部器官附近的血液循环，保持健康。这个体式可以使练习者的背部和腿部获得足够的弹性，脊柱区域也能得到很好的锻炼。

后弯 Bending Backward Asanas

骆驼第一式

动作

1 跪在地面上，两大腿、双膝以及双脚并拢，脚背着地，脚趾朝后，大腿直立，与地面垂直，小腿自然放在地面上。保持躯干挺直，双手放在臀部上方，均匀地呼吸。

2 呼气，伸展大腿，向后弯曲脊柱，延展肋骨；同时头部与颈部随脊柱后仰，打开并扩展胸部，持续而均匀地呼吸。

3 再次呼气，将双肩向后推，双臂向下伸展，头向后甩，双手抓住双脚跟。

4 依次将双手放回臀部处，伸直躯干和头部，坐在地板上，放松。

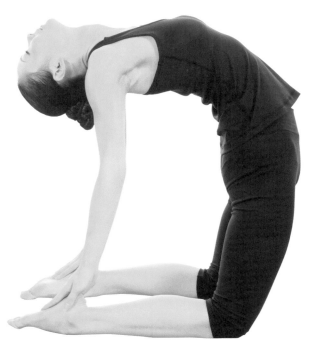

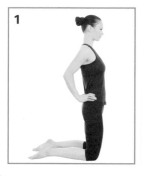

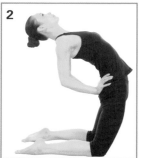

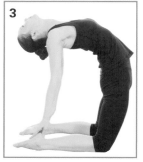

→ 难度 ☆

其他选择
初学者如果并拢双腿有紧绷感，可以将两腿稍稍分开，这样将使脊柱的活动更为自由。

注意事项
如果患有严重的便秘、腹泻、头痛、偏头痛或者高血压，不要练习这个体式。

益处
这个体式能让整个脊柱都得到充分的向后伸展和增强，有利于肩部下垂以及背部略驼的人纠正体型。

蝗虫式

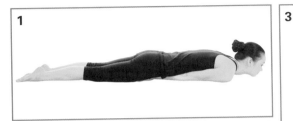

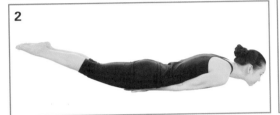

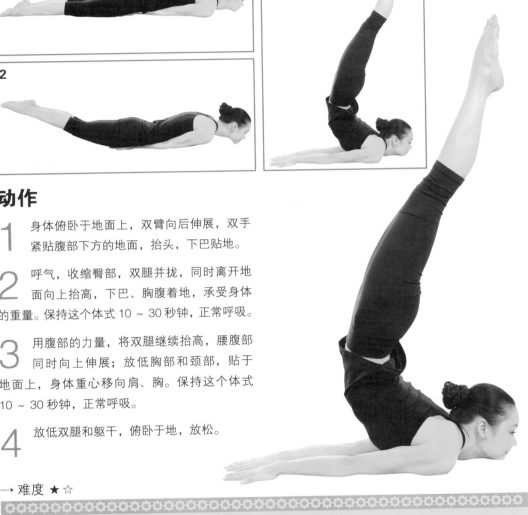

动作

1 身体俯卧于地面上，双臂向后伸展，双手紧贴腹部下方的地面，抬头，下巴贴地。

2 呼气，收缩臀部，双腿并拢，同时离开地面向上抬高，下巴、胸腹着地，承受身体的重量。保持这个体式 10 ~ 30 秒钟，正常呼吸。

3 用腹部的力量，将双腿继续抬高，腰腹部同时向上伸展；放低胸部和颈部，贴于地面上，身体重心移向肩、胸。保持这个体式 10 ~ 30 秒钟，正常呼吸。

4 放低双腿和躯干，俯卧于地，放松。

→ 难度 ★ ☆

🈔 注意事项

起初，腰腹部抬起、向上伸展会有困难，但是随着腹部肌肉日益强壮，练习这个体式将越来越容易。

🈴 益处

这个体式有助消化，并能够消除胃部疾患和肠胃胀气。由于脊柱得到了充分的伸展，因此有助于增强脊柱的弹性。这个体式还可以消除腰部疼痛，患有椎间盘突出、膀胱或前列腺疾病的人经常练习这个体式可以获得很大的益处。

弓式

在这个体式中，手臂就像是弓弦，向上拉起头部、躯干和腿部，就像是一张拉开的弓，因此这个体式得名"弓式"。

动作

1 俯卧，脸朝下，下巴贴地，双臂自然放于身体两侧。

2 呼气，屈膝，同时两臂向后伸展，双手分别抓住同侧脚踝，抬高头部与颈部，保持 2 个呼吸的时间。

3 完全地呼气，双膝略微分开，抬离地面，拉动双腿向上离开地面，同时带动胸部离开地面。双手将双膝尽力抬高，身体拉紧成弓形，尽力让肋骨和骨盆离地，只用腹部支撑身体的全部重量。保持这个体式 20 ~ 60 秒，正常地呼吸。

4 呼气，松开脚踝，双腿伸直，让头部、双腿、双臂重新回到地面，放松。

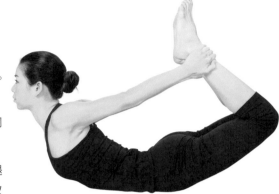

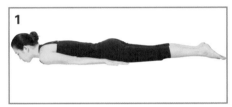

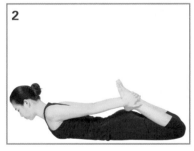

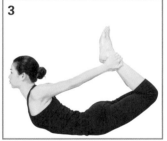

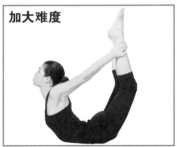

→ 难度 ★★

其他选择

随着练习的深入，你可以继续抬升双腿和上半身，头尽可能后仰，腿部完全向上伸展，再将双腿、双膝和脚踝并拢，保持这个体式 20 ~ 60 秒，正常呼吸。（如图加大难度）

注意事项

抬高腿部的过程中，双膝不要并拢，因为如果膝部靠在一起的话，就无法使双腿抬到足够的高度。由于腹部伸展，呼吸将加快，无需担心。

益处

这个体式能够使脊柱向后得到充分的伸展，重新恢复弹性，并增强腹部器官功能。患有椎间盘突出的人可以经常练习这个体式以缓解病痛。

眼镜蛇第一式

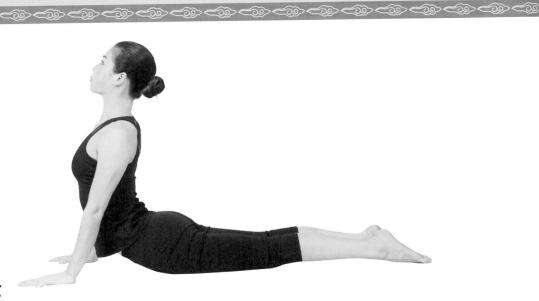

动作

1 俯卧在地面上，脸朝下，下巴贴地。伸直双腿，双脚靠拢，膝盖绷直，脚趾指向后。手肘弯曲，手掌放在胸部两侧，紧贴地面。

2 吸气，双手用力按压地面，抬起头部和躯干。保持两个呼吸的时间。

3 再次吸气，手臂伸直，头部和躯干进一步向上抬升，收紧肛门，双腿绷直，将身体重量放在两腿和双掌上。保持这个体式 20 秒，正常地呼吸。

4 呼气，肘部弯曲，躯干重新放回地面上。重复这个体式 2 ~ 3 次，然后放松。

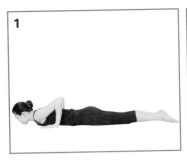
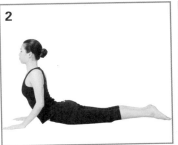
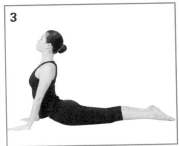

→ 难度 ★ ☆

🔔 益处

　　这个体式能让胸部得到完全扩展，脊柱得以充分的锻炼。对于脊柱受过损伤者尤有改善功效。

Ⅳ 扭转 Twisting Asanas

六头战神式

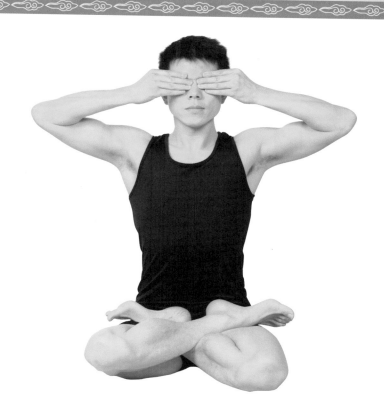

动作

1 以全莲花坐姿坐下，脊柱挺直，头部端正。手肘抬与肩平齐，双手四指并拢，横放于鼻梁两侧。拇指伸向耳孔处，压住耳孔。闭眼，眼球朝上。将食指和中指放于眼睑上，按压住整个眼球。用中指将眼皮向下拉，食指将上眼睑向上推。双手无名指有节奏地均匀按压左右鼻孔，使呼吸变得缓慢、深长、稳定、均匀。

2 尽可能地保持这个体势，把视觉和想象收向内部。

→ 难度 ★

其他选择
如果拇指放在耳孔处有疼痛的感觉，则可改为按压耳珠（即外耳口处的小突出物）处。

注意事项
双手按压耳朵和眼睛的力度要一致。注意不要按压到眼角膜。

益处
这个体式可以使练习者感官被转向内部，获得内心的平和。

坐山式

动作

1 以全莲花坐姿坐下，手臂伸直，双手相扣，手心朝下。

2 抬升双臂，从背阔肌和肩胛骨处向上伸展，举过头顶，保持垂直，掌心朝上，背部挺直。保持这个体式1分钟，或两个深长而均匀的呼吸时间。

3 调换交叉的双腿，重复这个体式。

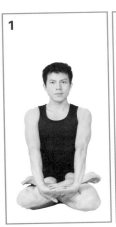
1

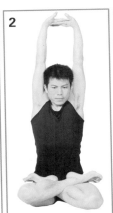
2

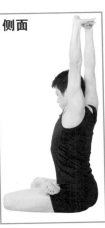
侧面

→ 难度 ★

九 注意事项

做这个体式时，一定要有意识地伸展背部。

益处

这个体式可以缓解肩部的僵硬及风湿疼痛，有助于加强身体的灵活性，强健胸部。

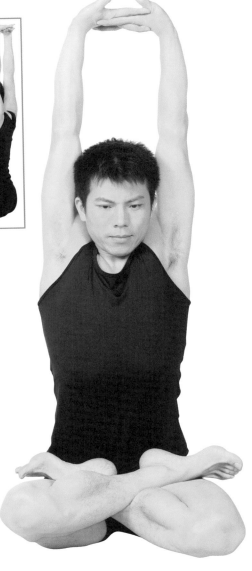

卧扭转放松式

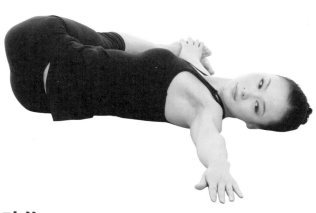

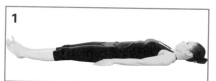

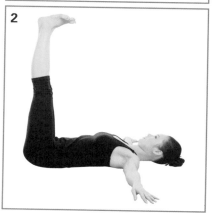

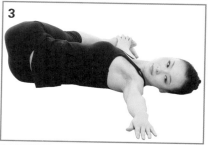

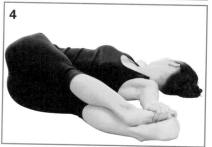

动作

1 背部朝下平躺在地面上，双手自然放于身体两侧，双腿并拢。

2 双臂向两侧伸展，与肩平齐。呼气，双腿并拢、伸展，抬升至与上身、地面垂直的位置。保持这个体式几个呼吸的时间。

3 吸气，再呼气，从臀部扭转双腿，使双腿逐渐向右侧放低，直至右手握住左脚脚趾。双腿一同落下，膝盖始终保持绷直。保持这个体式20秒钟。

4 呼气，将绷直的双腿慢慢抬升到与地面垂直的位置，回到动作2，保持这个体式几个呼吸的时间。然后反向重复动作3，再回到双腿与地面垂直，最后将双腿慢慢地放回地面，放松。

→ 难度 ★ ☆

九 注意事项

刚开始将双腿向右侧放低时，左肩会离开地面，因此需要尽力将左肩往下压。

△ 益处

这个体式能使腹部器官保持健康，加强肝脏、脾脏、肠道、胰腺的功能。定期练习这个体式，有助于缓解下背部和臀部区域的扭伤和病痛，对治疗胃炎也有一定效果。

巴拉瓦伽第一式

这个体式是用古印度圣哲巴拉瓦伽的名字命名并献给他的。巴拉瓦伽是武士多拿查亚的父亲，也是俱卢族和班度族的军事教官，父子俩都是印度英雄史诗《摩诃婆罗多》中的主要人物。

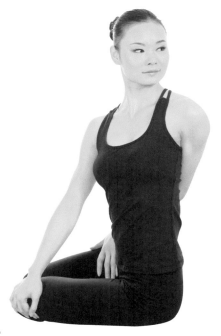

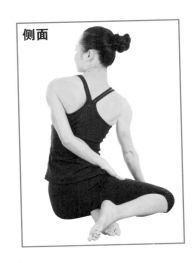

侧面

动作

1 坐在地面上，双腿向前伸直。

2 双腿向后屈膝，并将双脚向臀部右侧移动。臀部坐在地面上，躯干、头部向左转45度，伸直右臂，右手插在左膝下，手掌触地。呼气，保持背部挺直，脖子向左转，左肩尽力向后摆，左臂绕过后背伸入右大腿根部，手掌贴右大腿内侧。保持这个体式半分钟，同时深长地呼吸。

3 松开双手，双腿伸直，换另一侧重复这个体式。

→ 难度 ★ ☆

注意事项
背部僵硬的人做这个体式会觉得有难度。

益处
这个体式能充分舒展胸椎和腰椎，使背部柔软灵活，同时对治疗关节炎也有很好的效果。

巴拉瓦伽第二式

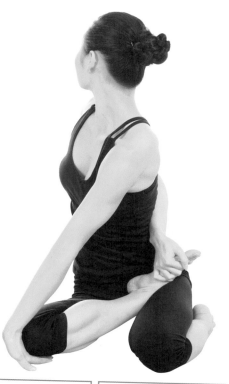

动作

1 坐在地面上，双腿向前伸直。

2 弯曲左腿，左脚向后，使左脚脚后跟放在左臀下，左小腿内侧触碰左大腿外侧。弯曲右腿，双手抓住右脚，放在左大腿根部靠近骨盆处，使右脚脚后跟靠近脐部中心，呈半莲花式。保持双膝与地面相触。呼气，右臂绕过后背，伸向左大腿根部，抓住右脚。伸直左臂。左手放在左大腿外侧靠近左膝处，指尖压地。

3 伸直左臂，左手插入右膝下，手背与膝盖相触，手指紧压地面。右手紧紧抓住右脚，躯干尽可能地向右扭转。颈部向右侧扭转 45 度，双眼越过肩膀注视身后。保持这个体式 30 ～ 60 秒，正常或深长地呼吸。

4 放松。换另一侧重复这个体式。完成后伸展双腿和双臂，完全放松。

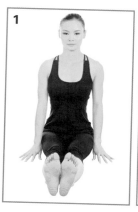

1

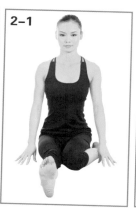

2-1

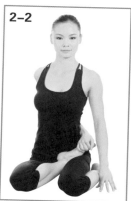

2-2

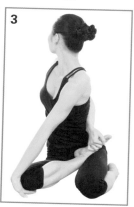

3

→ 难度 ★ ☆

⑨ 注意事项

转动躯干时，需有力地扭转脊柱，并保持左髋与左肩在一条直线上，身体不可向后倾斜。

⑥ 益处

练习这个体式会让膝盖和肩膀更加灵活，对于患有关节炎的人非常有益。

半鱼王第一式

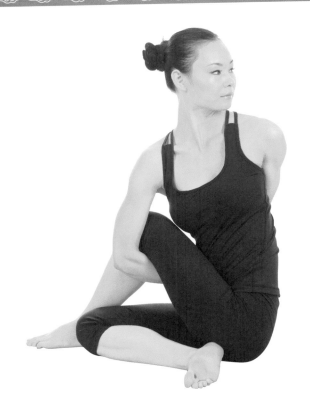

据说，湿婆神曾经到一个孤岛，向他的妻子帕瓦蒂解释瑜伽的秘密。岸边的一条鱼一动不动、专心致志地聆听湿婆神讲述的一切。湿婆知道这条鱼已经了解瑜伽的真义，于是就把水洒在鱼的身上，这条鱼立刻获得神圣之形，变成了鱼王，之后他便开始四处传播瑜伽的知识。在献给鱼王的完全鱼王式中，脊柱得到了最大限度的侧扭转。半鱼王式则是完全鱼王式较温和的版本。

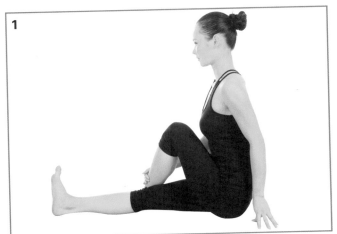

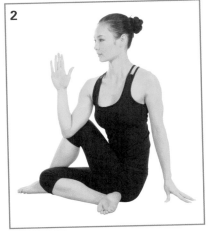

动作

1 坐在地面上，双腿向前伸直。屈左膝，左脚抬升，跨过右腿，脚掌贴地，小腿绷直，左脚脚踝与右膝外侧相靠。

2 屈右膝，右脚脚踝外侧贴于地面，右脚后跟贴于臀外侧。躯干向左旋转 45 度，伸直左臂，左手放于身侧，指尖压地。弯曲右肘，立掌于胸前，右臂外侧贴于左膝外侧，保持身体平衡。

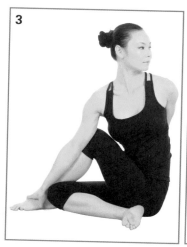 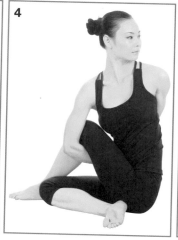 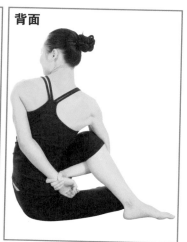

3 躯干继续向左转45度，向下伸展右臂，右掌握左脚背；左臂伸直，向右后方伸展，放于腰后。颈部向左转，双眼视线越过左肩注视后方。保持这个体式两个呼吸的时间。

4 深深地呼气，弯曲右肘，从左膝下穿过，伸向后背，右手握住左手手腕。保持这个体式30~60秒。

5 松开双手，双腿伸直，换另一侧重复这个体式。

→ 难度 ★★

🧘 其他选择

手臂也可选择环绕膝盖而不从膝下穿过。在这种情况下试着抓住另一侧的脚，保持手臂伸直。

🈯 注意事项

练习者也可尝试坐在脚上完成这个体式，但这样对身体的柔软度要求较高。在背后握住双手的姿势需要练习一段时间。手臂在背后的伸展会逐步地增加，练习者起初可以抓住手指，随后是手掌，最后是手腕。在掌握了这个体式后，练习者甚至可以抓住手腕以上的前臂。

🔄 益处

通过练习这个体式，可以迅速缓解背痛、腰痛、臀部疼痛，也能使肩部扭伤和肩关节的移位得到缓解。这个体式还能使肝脏、脾脏得到收缩，从而强肝健脾。

支撑平衡 Balance Asanas

挺尸式

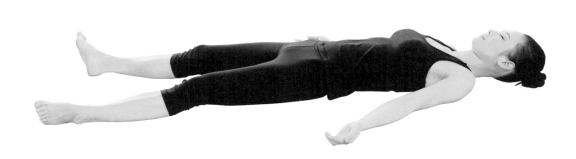

动作

　　身体完全平躺在地面上，双腿自然分开，伸直；双手放于身体两侧，与躯干和大腿保持一段距离，放松，手掌向上。闭上双眼。先做一次深长地呼吸，随后逐渐放慢呼吸，不要有任何猛烈的呼吸动作。完全地放松，缓慢地呼气。保持这个体式 15 到 20 分钟，放松。

→ 难度 ★

注意事项

　　一开始做深长呼吸时需专注，鼻孔不应该感受到呼吸的温热；下腭应该放松而不是收紧；舌头不应该受干扰，即使是双眼瞳孔也应该完全静止不动。开始练习时很容易睡着，逐渐地，当练习者的神经处于静止状态时，就会感到完全的放松和精力的恢复。在完全放松的过程中，练习者能够感觉到能量从脑后朝着脚后跟流动，而不是由脚后跟向脑后流动。

益处

　　这个体式能使身体放松，呼吸顺畅，镇静情绪，舒缓紧张的神经，带来内心的平和。它还有助于缓解失眠、偏头痛以及慢性疲劳综合征。

半船式

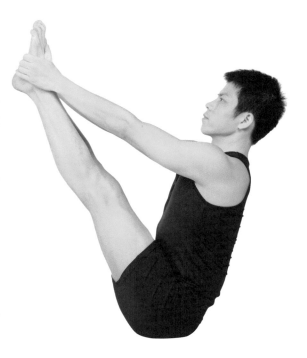

动作

1 坐在地面上，脊柱挺直；双腿前伸，保持挺直；手臂伸直，手掌撑在地面上。

2 呼气，身体后仰，同时抬腿，保持膝盖绷直；腿部与地面保持 30 到 60 度角。手臂向前伸展，绷直，双手握住双脚足弓，拇指放于脚背上。身体的平衡靠臀部保持，脊柱的任何部位不能接触地面。腹部和下背部肌肉保持绷紧。保持这个体式 20～30 秒，正常地呼吸。

3 双腿屈膝，双脚下降，使小腿与地面平行；双臂向前伸直，与肩齐平。保持这个体式 20～30 秒，正常地呼吸。

4 呼气，放下手臂，双腿回到地面，躺下放松。

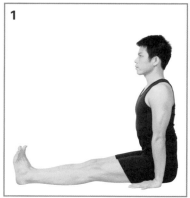

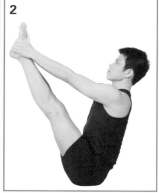

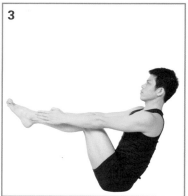

→ 难度 ★

注意事项

在练习这个体式时不要屏息。如果屏息，体式所作用的将是腹部肌肉而不是腹部器官。为了保持腹部的紧张感，一定不要深呼吸，你可以吸气、呼气，然后保持这种呼吸，继续重复整个过程。

益处

这个体式有助于肝脏、胆囊和脾脏的健康，并增强背部的力量。

完全船式

动作

1 坐在地面上，脊柱挺直；双腿前伸，保持挺直；手臂伸直，手掌撑在地面上。

2 吸气，身体后仰，同时抬腿，保持膝盖绷直；腿部与地面形成 30 到 60 度角。手臂向前伸展，绷直，双手握住双脚足弓，拇指放于脚背上。身体的平衡靠臀部保持，脊柱的任何部位不能接触地面。腹部和下背部肌肉保持绷紧。保持这个体式 20 ~ 30 秒，正常地呼吸。

3 呼气，双手松开双脚，手臂向前伸展，靠近大腿，与地面平行，掌心相对。肩膀和手掌在同一水平线上。保持这个体式 30 到 60 秒钟，正常地呼吸。

4 呼气，放低手臂和双腿，躺下放松。

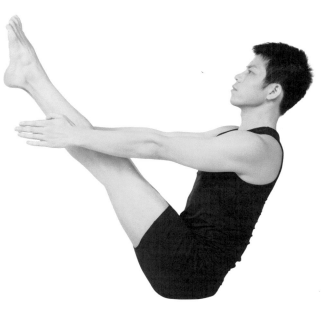

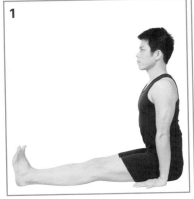
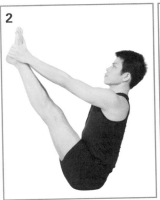
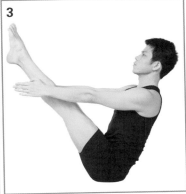

→ 难度 ★

🎴 **注意事项**
完全船式比半船式的腿部抬得更高，腿部与腹部的距离更近。

🎴 **益处**
这个体式可以缓解腹部胀气，有助于减轻胃部疾患，消除腰部脂肪，增强肾脏功能。

半月式

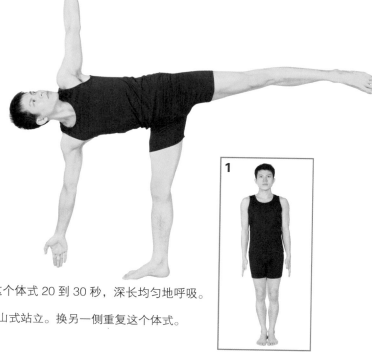

动作

1 山式站立。

2 右脚向右转 90 度，左脚脚跟提起，膝部绷直。呼气，身体躯干向右倾斜，右手掌落于离右脚约 30 厘米处，指尖触地；同时左腿向上抬起，使左腿与躯干成一条直线，左脚脚趾朝前，左手手掌放在左臀上。

3 再次呼气，转头向上看，左手臂向上伸展，胸部向左侧翻转，保持肩部伸展向上，双手手臂成一条直线；身体重量放在右脚和右臀上，右手只是作为身体平衡的支撑。保持这个体式 20 到 30 秒，深长均匀地呼吸。

4 抬起躯干，左脚回到地面，恢复山式站立。换另一侧重复这个体式。

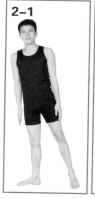
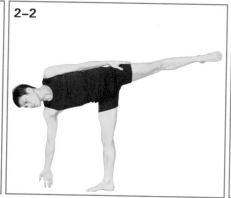
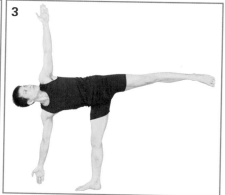

→ 难度 ★★

〇 注意事项

如果患有偏头痛、压力性头痛、眼疲劳、静脉曲张、腹泻或者失眠，请不要练习这个体式。

〇 益处

这个体式能够强健脊柱骨的下部区域和膝部，刺激与腿部肌肉相连的神经，对于腿部受过伤或被感染过的患者非常有益。同时，将该体式与其他站立体式配合练习，可有助于治疗胃部疾病。

半月式第二式

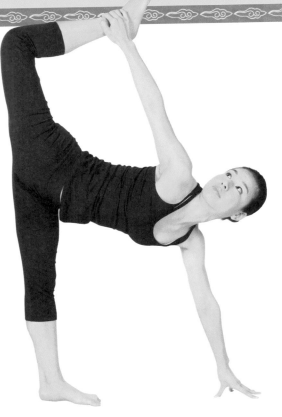

动作

1 山式站立。吸气，双臂前伸，与肩同高；躯干向下前屈，脸朝下，双臂垂向地面，双手十指压地；抬升右腿，向后伸展。

2 呼气，弯曲右膝，右小腿向头部方向伸展；身体重量放在左腿和左手上，右手伸向右脚脚背，握住右脚脚踝，使右脚脚跟压在右臀上。

3 吸气，向上伸展右臂至完全绷直，同时右手拉动右腿向上伸展，右大腿与左腿在同一直线上，并与地面保持垂直，右膝弯曲，右小腿向左侧伸展。

4 头部右转，双眼视线朝向右脚脚掌，保持这个体式 10 到 30 秒钟。

5 右手松开右脚，右手、右脚回到地面上，抬起躯干，回到山式站立。换另一侧重复这个体式。

→ 难度 ★★

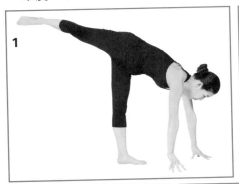

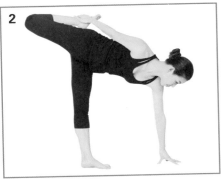

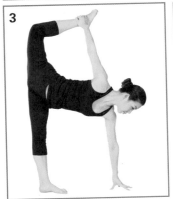

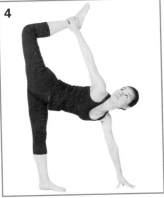

倒立 Handstand Asanas

下犬第一式

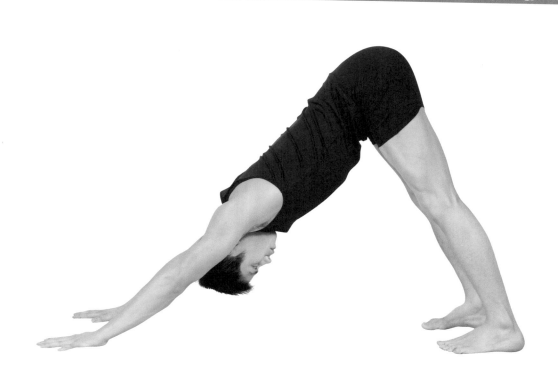

动作

1 山式站立。

2 呼气，从腰部开始向前弯曲，膝盖保持挺直，双手手掌分别落于双脚外侧。弯曲膝盖，两腿依次向后退一大步（约 1.2 米），双脚平行，分开约 30 厘米，脚趾朝前。肘部伸直，伸展背部，腿部绷直，膝盖不要弯曲，脚后跟下压，脚完全放在地面上。保持这个体式 60 秒钟，深长地呼吸。

→ 难度 ★ ☆

注意事项

不敢尝试头倒立的人可以练习这个体式。躯干在这个体式中得以完全伸展，健康的血液被输送到脑部，并且对心脏不会造成任何压力。高血压患者也可以练习这个体式。

益处

这个体式可以消除疲乏，恢复脑细胞和脑部的活力，强健脚踝，使腿部线条更匀称。练习这个体式还有助于根除肩胛骨区域的僵硬，缓解肩关节炎症。

下犬第二式

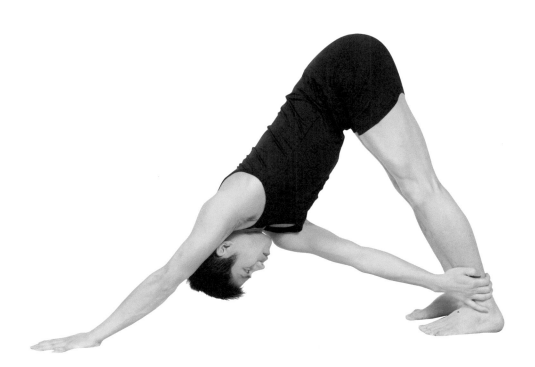

动作

1 首先完成下犬第一式。

2 吸气,右手向内斜伸向左腿,从左脚外侧握住左脚脚踝,手臂绷直。保持这个体式 30 ~ 60 秒钟。

3 呼气,收回右手,回到下犬第一式。换左手离地,向内斜伸向右腿,左掌从右脚外侧握住右脚脚踝,手臂绷直,保持相同的时间。

4 深长地呼吸。然后呼气,收回右手,回到下犬第一式。下一次呼气的同时,躯干前伸,放低身体,回到地面上,放松。

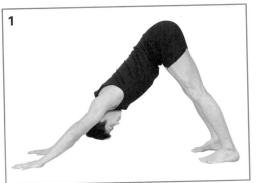

1

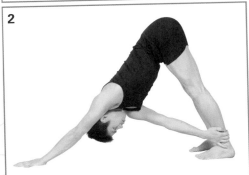

2

犁式

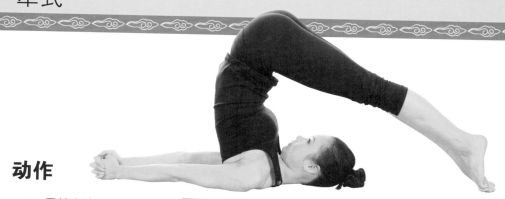

动作

1 平躺在地面上；双腿伸展，膝盖绷直。双手放在身体两侧，掌心朝下。

2 深呼吸几次，然后呼气，抬起臀部，双脚向上伸展，膝盖绷直，双腿与躯干垂直。保持这个体式，吸气，保持双腿稳固不动。

3 呼气，抬高臀部和背部，双腿向头部方向下压，保持伸展；双臂绷直，手掌轻压地面，将整个躯干从地面抬起，仅以肩部和双臂贴地；双腿继续下压，直到双脚超过头部，脚尖触地。

4 双手十指紧扣，绷直肘部，将它们尽量从肩部拉伸。完全伸展脊柱，使双腿和双手朝两个相反方向拉伸。保持这个体式 1 ~ 5 分钟，正常地呼吸。

5 抬起双腿回到动作2，逐步放下身体回到地面，放松。

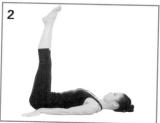

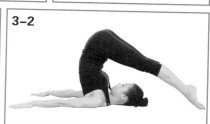

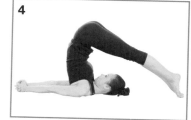

→ 难度 ★★

⑨ 注意事项

一开始双手十指相扣很难，但通过练习，就可以逐渐轻松地完成。如患有颈椎关节强直或有腹泻症状时，不要练习这个体式。经期也要避免练习这个体式。

🔔 益处

犁式是很多倒立体式的准备姿势。练习这个体式可以消除疲劳，控制高血压，恢复腹腔器官活力，改善消化功能。患有肩肘僵硬、腰痛和背部关节炎的人也可以练习这个体式。

肩倒立第一式

动作

1 完成犁式前 3 步。

1–1

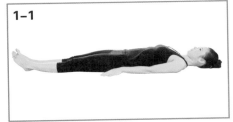

1–2

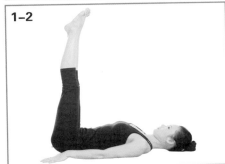

1–3

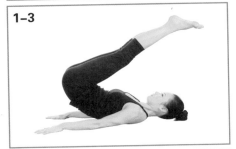

1–4

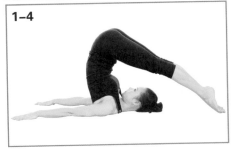

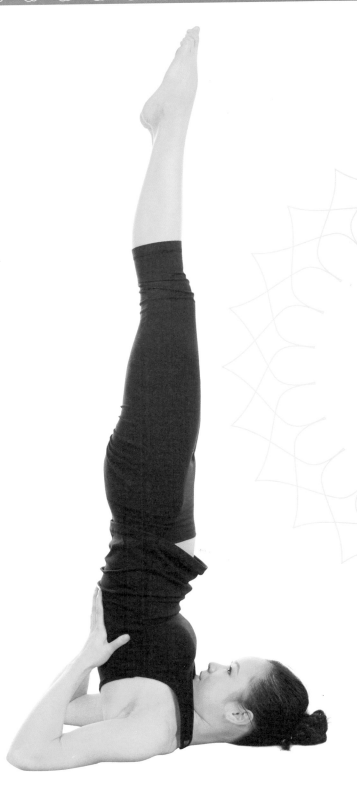

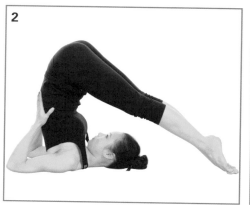 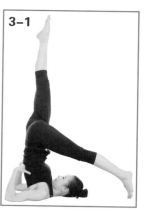 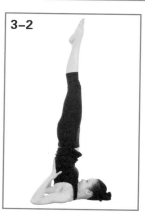

2 弯曲双肘，上臂贴地，手掌按在肋骨处，以保持躯干稳固，肩膀仍放在地面上。

3 利用手掌的压力抬起躯干，慢慢抬起右腿，向上伸展，膝盖绷直，脚趾朝上，与地面垂直；再以同样的方法抬起左腿；双腿并拢，绷紧大腿后部肌肉，垂直向上伸展。胸骨抵住下巴，形成稳固的下巴锁定的体式（这被称作是下巴锁定或收颌收束法）。只有头部、颈部、肩部以及上臂放于地面上，身体其他部位呈一条直线，与地面保持垂直。保持这个体式不少于 5 分钟，并在多次反复练习后逐渐增加时间到保持 15 分钟，正常地呼吸。

4 松开双手，双腿和躯干回到地面上，平躺，放松。

→ 难度 ★★

🐉 注意事项

在这个体式中，注意是移动胸骨向前去碰触下巴，而不是把下巴向胸骨靠。两肘间的距离不能超过肩宽，如果太宽，躯干就无法正确地拉伸。刚开始练习这个体式时，双腿可能会摇摆，无法与地面垂直，此时应绷紧大腿后部肌肉，获得稳定。患有高血压的人必须能够在犁式的体式练习中保持不少于 3 分钟之后，才能练习肩倒立第一式。

🔔 益处

肩倒立式是所有瑜伽体式之母。它能够活跃腹部器官，使胃痛、肠溃烂、腹部剧痛以及大肠炎等疾病都得到缓解。也有利于脖子附近的甲状腺和副甲状腺，增加了脖子附近的血液供应。由于身体倒立，静脉血液在重力的作用下流向心脏，促进了颈部和胸部区域的血液循环。因此，那些患有气喘、心悸、哮喘、支气管炎以及喉部疾病的人都可以从肩倒立中得到益处。由于头部在这个倒立体式中保持固定，头部的血液供应受到下巴锁定的调节，神经系统得到舒缓，使头痛等疾病得到缓解和治疗。持续练习这个体式，可以治疗普通感冒以及其他鼻部疾患。这个体式也有助于缓解癫痫和贫血等疾病；另外，也建议那些患有小便失调、子宫异位、月经失调、有痔疮以及疝气的人练习这个体式。

肩倒立第二式

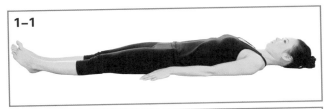

1-1

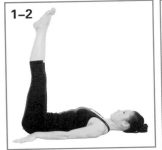

1-2

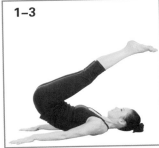

1-3

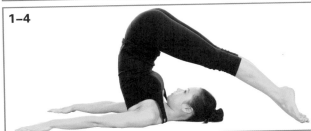

1-4

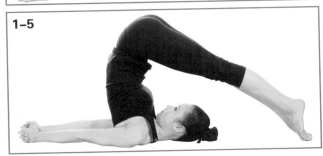

1-5

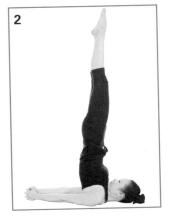

2

动作

1 完成犁式。

2 双肩紧压地面，以承受身体重量；抬起双腿，绷紧大腿后部肌肉，垂直向上伸展。胸骨抵住下巴，形成稳固的下巴锁定的体式。只有头部、颈部、肩部以及手臂放于地面上，身体其他部位呈一条直线，与地面保持垂直。保持这个体式1分钟，正常地呼吸。

3 松开双手，双腿和躯干回到地面上，平躺，放松。

→ 难度 ★★

益处
在这个体式中，通过伸展背部肌肉使身体保持平衡，整个身体的重量都放在颈后，因此背部和颈部都得到增强，臀部肌肉也得到强健。

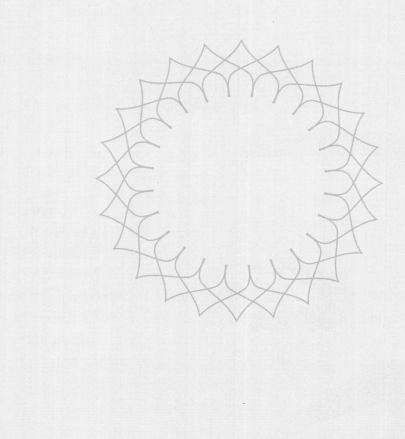
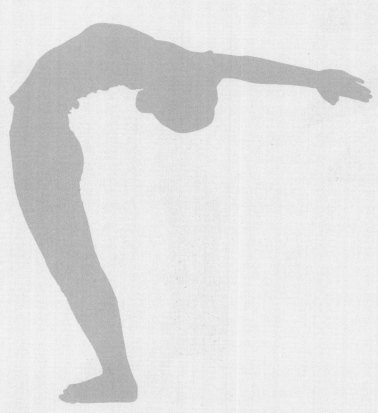

PART 4
Intermediate Class of Asanas and Skills
中级体式与技法

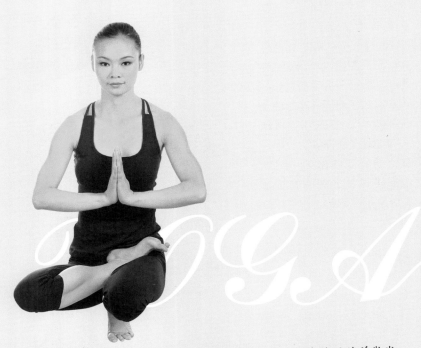

瑜伽大师艾扬格曾说："如果你呵护树根，花朵会自然开放并散发芳芳。如果你呵护身体，心智及心灵会自然成长提升。"因此，瑜伽体式成为瑜伽修炼中最重要的一环。在身体能够承受的前提下，按照科学的顺序和正确的动作练习瑜伽，循序渐进，让身体享受瑜伽。

I 站立 Standing Asanas

战士第一式

达刹曾经举行过一次盛大的祭典，但他没有邀请女儿萨蒂和她的丈夫——众神之首湿婆。尽管如此，萨蒂还是参加了这次祭典，却遭到巨大的侮辱，受辱的萨蒂投身火海而死。听说了这一切后湿婆被彻底地激怒了，他拔下一根头发扔到地上，变成强壮的武士维拉巴德纳。湿婆命令维拉巴德纳率领大军打败达刹。维拉巴德纳的大军如一阵旋风般出现在达刹的祭典上，捣毁祭典，轰走众神和祭司，然后砍下了达刹的头。湿婆怀着丧妻之痛到冈仁波齐隐居，陷入深深的冥想之中。随后萨蒂以乌玛之名在西玛拉雅一户人家重生，并再次赢得了湿婆的心。这个故事被记载于迦梨陀娑伟大的史诗《战神重生》中。战士第一式便是为了纪念由湿婆的头发生成的强壮英雄维拉巴德纳。

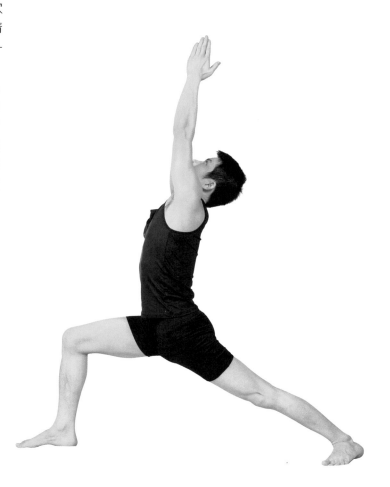

动作

1 山式站立。深吸气，跳步分开双腿，两腿相距 120～135 厘米，双脚在一条直线上，脚尖朝前，小脚趾下压地面。双臂侧平举，与地面平行，手掌朝下。

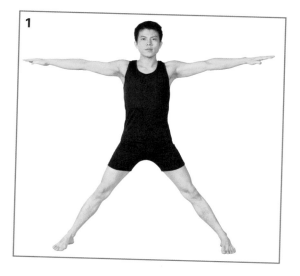

2 呼气，躯干和右腿向右转
90 度，左脚也略向右转，
双腿绷直，骨盆上提。双臂向上
伸展，举过头顶，与地面垂直，
提肩胛骨，并将它们推入身体，
两掌相合。

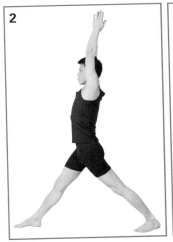
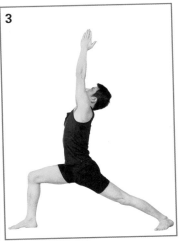

3 吸气，再呼气，从右侧坐骨
开始弯曲右膝，右大腿和右
小腿成直角，右胫骨垂直于地面，
膝盖和脚踝在一条直线上。完全
伸展左腿，膝部绷直、收紧，左
脚紧贴地面。脸、胸部、右膝与
右脚朝同一方向。头部后仰，从尾骨开始向上伸展脊柱骨，拉长身体，眼睛注视相合的双掌。保持这
个体式 20 ~ 30 秒，正常呼吸。

4 吸气，伸直右腿，双脚并拢，双臂向身体两侧伸展。换另一侧重复这个体式。然后呼气，跳回山式。

→ 难度 ★★

其他选择

如果保持这个体式有困难，可降低难度：在动作 3 时，
完全伸展的那条腿，膝部绷直、收紧，以前脚掌着地，脚
后跟上抬即可。

注意事项

所有的站立体式都是比较耗费体力的，尤其是战士第
一式。因此心脏较弱的人不宜做这个体式，即使身体较为
强健的人也最好不要在这个体式上停留过长的时间。

益处

在战士第一式中，胸部得到完全的扩展，有助于深度呼吸。这个体式还可以缓解肩部
和背部的僵硬，强健脚踝以及膝盖，对颈部僵硬也有治疗的效果。这个体式还可舒缓痛经，
减轻月经量过大的症状，但经期应该避免练习。

战士第二式

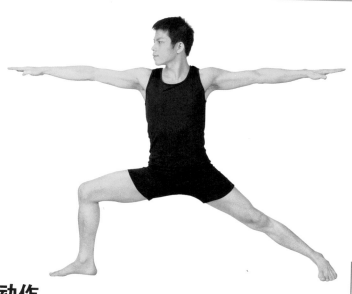

动作

1 山式站立。深吸气，跳步分开双腿，两腿相距 120 ~ 135
厘米，双脚在一条直线上，脚尖朝前，小脚趾下压地面。
双臂侧平举，与地面平行，手掌朝下。

2 缓慢地呼气，右脚向右转 90 度，左脚也略向右转，左腿
向外伸展，收紧膝盖。再次呼气，弯曲右膝，右大腿和右
小腿成直角，右胫骨垂直于地面，膝盖和脚踝在一条直线上。完
全拉伸左腿后部的肌肉，腿后部、脊背以及臀部保持在一条直线
上。扩展胸部，充分伸展双臂，使双臂向两侧尽量拉伸。脸部转
向右侧，双眼注视右掌。保持这个体式 20 ~ 30 秒，深长地呼吸。

3 吸气，右腿伸直，转动双脚，脚尖朝前。换另一侧重复这
个体式。然后呼气，跳回山式。

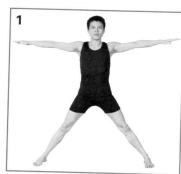

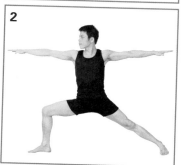

→ 难度 ★

注意事项
躯干不要右移或者前倾，两肩胛骨内收，专注身体伸展的一侧。

益处
通过练习这个体式，可以锻炼腹部器官，缓解小腿和大腿肌肉痉挛，增加腿部和背部
肌肉弹性，使腿部肌肉更为匀称、强健。通过扩展胸部，可以改善呼吸系统功能。

战士第三式

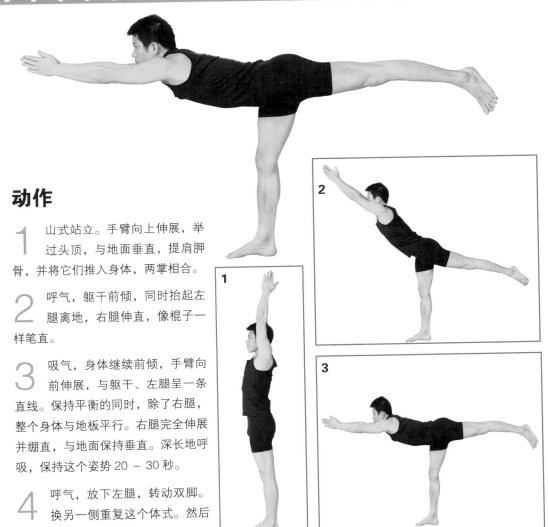

动作

1 山式站立。手臂向上伸展，举过头顶，与地面垂直，提肩胛骨，并将它们推入身体，两掌相合。

2 呼气，躯干前倾，同时抬起左腿离地，右腿伸直，像棍子一样笔直。

3 吸气，身体继续前倾，手臂向前伸展，与躯干、左腿呈一条直线。保持平衡的同时，除了右腿，整个身体与地板平行。右腿完全伸展并绷直，与地面保持垂直。深长地呼吸，保持这个姿势 20 ~ 30 秒。

4 呼气，放下左腿，转动双脚。换另一侧重复这个体式。然后呼气，跳回山式。

→ 难度 ★★

🔃 注意事项

战士第三式是比战士第一式更为强烈的体式。保持这个体式时，尽量拉伸右大腿后部，伸展双臂和左腿。

❤ 益处

通过练习这个体式，可以帮助收缩和加强腹部器官。这个体式可以使全身和大脑都保持机敏，腿部肌肉更为匀称和强健。这个体式也能够激发身体的活力，促进身体的敏捷度。

加强侧伸展式

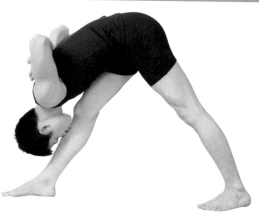

动作

1 山式站立。深吸气，跳步分开双腿，两腿相距约 120 厘米，双脚在一条直线上，脚尖朝前，小脚趾下压地面。双臂侧平举，与地面平行，手掌朝下。

2 呼气，再吸气，右脚向右转 90 度，左脚向右转 75 ~ 80 度，躯干从腰部和髋部开始转向右侧，使躯干、头部、右脚尖朝同一方向。

3 呼气，屈肘，翻转手腕，双手在背后合十，放于肩胛骨中间的脊柱处，指尖向上，吸气，胸部扩张头，微微后仰，眼睛注视上方。

4 呼气，舒展脊柱，从大腿根部开始向前弯曲，前额触碰小腿。膝盖向上提升，双腿有意识的延伸。保持这个体式 20 ~ 30 秒，正常呼吸。

5 吸气，抬起头部和躯干，回到正中，松开双手，双脚跳回并拢，回到山式站立。

6 以同样的方式进行反方向练习。

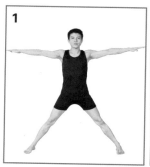
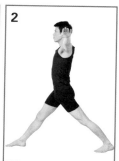
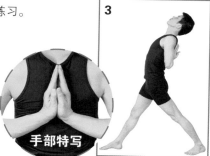
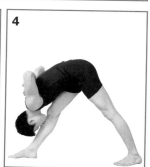

手部特写

→ 难度 ★ ★ ★

🈴 注意事项

如果不能在后背做出双手合十的动作，可以选择用一只手握住另一只手的手腕来完成这个体式。

🉑 益处

这个体式能够缓解腿部和臀部肌肉的紧张和僵硬，使髋关节和脊柱更富有弹性。当头部放在膝盖上时，腹部器官能得到按摩和挤压。这个体式还可以纠正驼背。在正确的体式中，肩部向后伸展，使得深度呼吸更为容易。

双角式第一式

动作

1 山式站立。深吸气，跳步分开双腿，两腿相距 120 ～ 150 厘米。双臂侧平举，手心朝下。

2 呼气，双手叉腰。膝盖上提，腿部绷直。

3 吸气，胸部扩张，头微微后仰，呼气，身体向前弯曲，伸展脊柱，双手置于两腿之间，与肩同宽。吸气，抬头，伸展脊柱。

4 呼气，弯曲肘部，头顶与地面相触，背部保持伸展，双腿有意识地伸直，身体重心放在双腿上，双脚、双手及头部保持在一条直线上。保持这个体式 30 秒钟，深长均匀地呼吸。

5 呼气，双手叉腰，吸气，抬头，上身缓慢立直。

6 呼气，回到山式站立。

→ 难度 ★ ★ ★

🐒 **注意事项**
保持这个体式时，不要把身体重心全放在头部，应放在双腿上。

📖 **益处**
这个体式能使双腿得到充分的伸展，加速全身血液循环，改善失眠、头痛等症状。

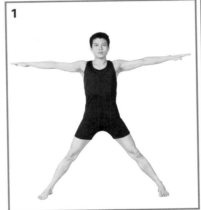

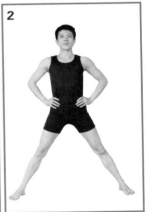

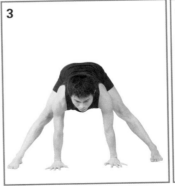

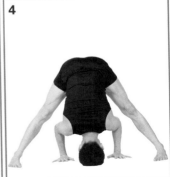

双角式第二式

动作

1 山式站立。深吸气,跳步分开双腿,两腿相距 120 ～ 150 厘米。双臂侧平举与肩平,手掌朝下。

2 吸气,双手叉腰。膝盖上提,腿部绷直。

3 呼气,弯曲躯干,头顶与地面相触,背部挺直,双腿伸展、绷直,身体重心放在双腿上,双脚、与头部保持在一条直线上。保持这个体式 30 秒钟,深长均匀地呼吸。

4 吸气,抬头,上身缓慢立直。呼气,回到山式站立。

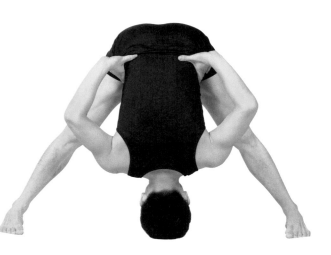

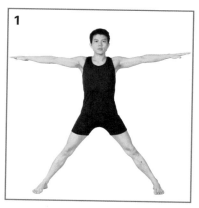

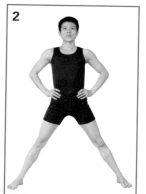

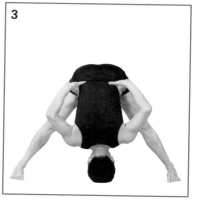

→ 难度 ★ ★ ★

🕉 注意事项

这一体式较第一式更进一步,腿部伸展更加强烈。

☸ 益处

在这个体式中,腿部筋腱和外展肌能够得到完全的伸展,与此同时,血液也能流到躯干和头部,促进血液循环,增强消化功能。无法完成头倒立式的人可以从这个体式中得到锻炼。

双角式第三式

动作

1 山式站立。深吸气，跳步分开双腿，两腿相距 120 ~ 150 厘米。双臂侧平举与肩平，手掌朝下。

2 呼气，髋骨上提，身体向前弯曲，伸展脊柱，躯干朝前下落，双手双臂置于两腿之间，与肩同宽，手掌平放在地面上，手指张开。吸气，抬头，背部下凹。

3 吸气，将头顶置于两掌间的地面上，胸骨前推，腹部内收，双腿伸展、绷直，身体重心放在双腿

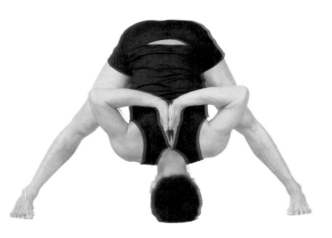

上，双脚、与头部保持在一条直线上。抬起双臂，屈肘，双掌在背部相合，翻转腕部，使小拇指紧贴后背，大拇指在外，放于背部两块肩胛骨中间的脊椎处，肩部和肘部尽量向外扩展，背部挺直。保持这个体式半分钟，深长均匀地呼吸。

4 吸气，抬头，上身缓慢立直，双手分开。呼气，回到山式站立。

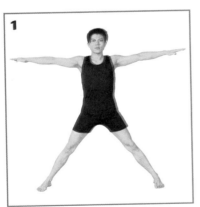

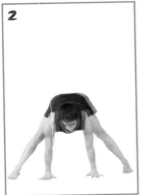

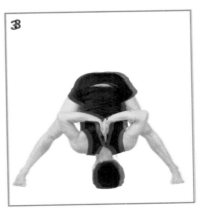

→ 难度 ★★★★

🔒 益处

在这个体式中，腿部腘绳、肩部肌肉以及外展肌能够得到完全的伸展和锻炼，血液循环功能能得以加强。

双角式第四式

动作

1 山式站立。深吸气，跳步分开双腿，两腿相距 120 ～ 150 厘米。双臂侧平举与肩平，手掌朝下。

2 呼气，髌骨上提，身体向前弯曲，伸展脊柱，躯干朝前下落，双手双臂置于两腿之间，与肩同宽，手掌平放在地面上，手指张开。吸气，抬头，背部下凹。

3 呼气，将头顶置于两掌间的地面上，胸骨前推，腹部内收，双腿伸展、绷直。弯曲双臂，双手分别握住双脚脚根，身体重心放在双腿上，双脚与头部保持在一条直线上。保持这个体式半分钟，深长均匀地呼吸。

4 吸气，双手松开脚跟，伸直手臂；抬头，上身缓慢立直。呼气，回到山式站立。

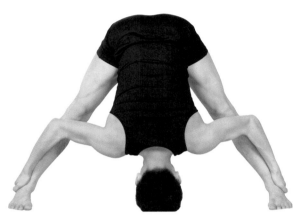

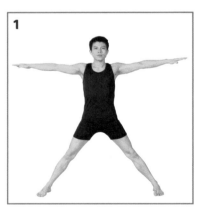

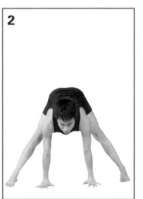

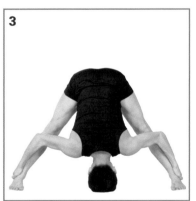

→ 难度 ★ ★ ★ ★

注意事项
重心一定要放在双脚脚掌上，不能放在头部。

益处
在这个体式中，腿部筋腱以及外展肌能够得到完全的伸展和锻炼，血液倒流至头部，循环功能得以加强。

幻椅式

动作

1 山式站立。伸直手臂过头，双手合十。

2 呼气，屈膝下蹲，上身尽力立直，正常地呼吸。

3 头微微后仰，保持脊柱向上伸展。保持这个体式 30 秒，正常地呼吸。

4 吸气，伸直双腿，呼气，手臂缓缓放下，回到山式站立，放松。

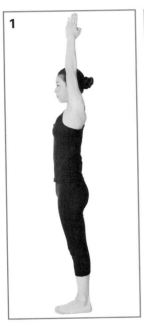
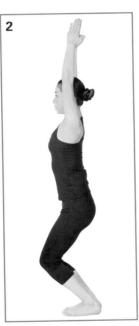
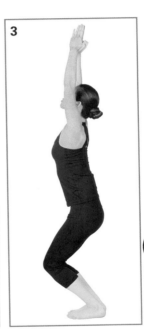
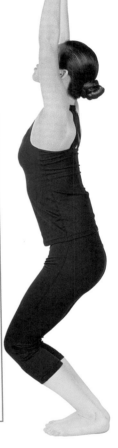

→ 难度 ★ ★ ★

⚅ 注意事项

维持这个体式时需要将尾骨内收，以缓解腰部的压力，肩膀放松下沉。

⚄ 益处

这个体式能够缓解肩部僵硬，纠正腿部任何细微的畸形，强健踝骨，促进腿部肌肉均衡发展，加强了整根脊柱的伸展，同时心脏和腹部器官也获得了轻柔的按摩。

手抓脚趾站立伸展式

动作

1 山式站立，两腿分开，双手叉腰。

2 呼气，背部下压，从髋关节处向前向下折叠，以双手的大拇指、食指和中指抓住双脚大脚趾，手臂伸直，掌心相对。保持双腿伸展，胸部扩张。保持这个体式一到两个呼吸的时间。

3 再次呼气，手肘向外扩张，上身向下折叠，头顶向地面延伸。保持这个体式 20 秒，正常呼吸。

4 吸气，回到第 2 步。双手松开脚趾，抬升躯干，回到山式站立。

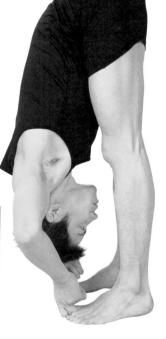

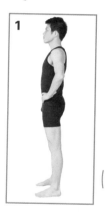

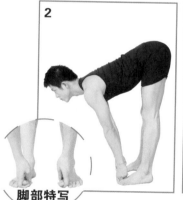

脚部特写

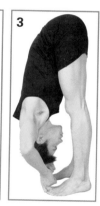

→ 难度 ★ ★ ★

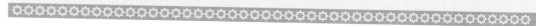

其他选择

这个体式也可增加难度，即将头部放在两膝之间，双臂弯曲、紧靠双腿外侧，保持这个体式 20 秒，正常呼吸。

注意事项

背部伸展是从骨盆区域开始，而不是从肩部向下。若患有椎间盘移位等疾病，应选择微微弯曲双膝。

益处

练习这个体式可以改善消化与吸收功能，同时肝、脾的活力也会增强。那些经常感到腹部有鼓胀感或者有胃部疾患的人都将从练习这两个体式中受益。

手碰脚前曲伸展式

动作

1 以山式站立，双腿分开，双手叉腰。

2 呼气，身体前弯，双腿绷直，屈肘向体侧打开，把手放在脚底下，脚尖抵住手腕，手掌贴脚掌，背部尽量下压。呼气，将头部放于两膝之间，肘部弯曲，双手向上提拉脚掌。保持这个体式 20 秒钟，正常呼吸。

3 吸气，双手离开双脚，抬头，上身缓慢立直，回到山式站立。

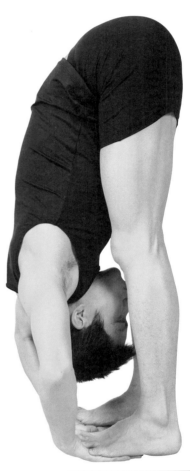

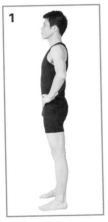
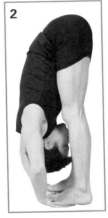

→ 难度 ★ ★ ★

其他选择

这个体式也可增加难度，即向后屈肘，把手放在脚底下，脚跟抵住手腕，然后进行后面的动作。

注意事项

如果患有椎间盘移位的情况，就不要把头部放入两膝之间。练习者必须在尝试这个体式前先掌握其他较容易的体式。

益处

这个体式的伸展更为强烈，不仅让腹部器官消化液分泌得到了增强，就连肝、脾、活力也增强了。这个体式还能调整椎间盘突出的症状。

加强脊柱前曲伸展式

动作

1 山式站立，保持两膝并拢、绷直。

2 呼气，身体前屈，手臂向后下方伸展，绷直，掌心向下，手指着地，置于双脚外侧，手腕与脚后跟保持在一条直线上。伸展脊柱，收紧臀部，腿部与地面垂直。头向上抬，保持这个体式两个深长的呼吸时间。

3 再次呼气，躯干靠近腿部，把头放在膝盖上，手掌贴地，移至脚跟后面，手臂绷直。膝盖上提。保持这个体式 60 秒钟，均匀深长地呼吸。

4 吸气，抬起头，手掌不要离开地面。保持两个呼吸时间后，再深吸气，从地面上抬起双手，回到山式站立。

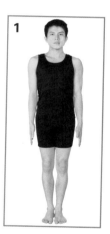

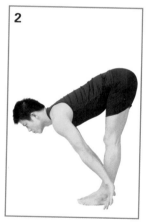

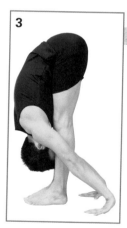

→ 难度 ★★★★

🖐 注意事项

那些在练习头倒立式时感到头部沉重、脸部充血或者其他任何不适的人，应该先练习加强脊柱前曲伸展式，然后才能够轻松而舒适地练习头倒立式。

▲ 益处

这个体式益处很多，不仅能够舒缓脑细胞，缓解胃部疼痛，强健肝部、脾脏和肾脏，还能够缓解月经期间的腹部疼痛，减缓心跳，使脊柱神经恢复活力。完成这个体式后，人们将感觉到平静和镇定，眼睛清明，内心平和。

拉弓式

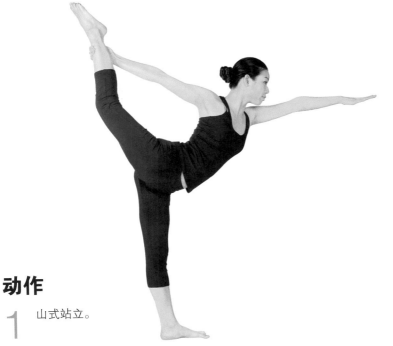

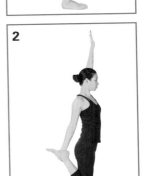

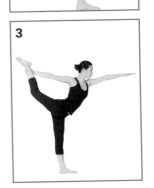

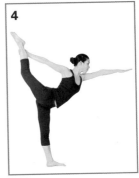

动作

1 山式站立。

2 吸气，抬右脚，屈右膝，膝盖朝下，脚底朝上；右臂伸向右脚内侧，右手握住右脚脚背；吸气，左臂高举，向上伸展。

3 呼气，右手下移，握住右脚小腿；抬升右臂，拉动右腿向上伸展；身体前倾，放低左臂向前伸展。

4 吸气，进一步伸展右臂，带动右腿向上提升，维持身体平衡。保持这个体式 15 到 20 秒，正常地呼吸。

5 右手松开右腿，右脚回到地面上，双臂放于身体两侧，恢复山式站立。

6 呼气，抬左脚，屈左膝，在另一侧重复这个体式。

→ 难度 ★ ★ ★ ★

🔔 益处

练习这个体式可以使脊柱下部和腿部肌肉得到很好的锻炼，同时腹部肌肉可以得到收缩，从而促进肠胃蠕动；另外，这个体式还可以矫正髋关节的轻微畸形。

II 前弯 Bending Forward Asanas
头碰膝前曲伸展式

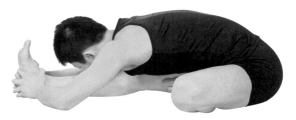

动作

1 以手杖式坐在地面上。

2 弯曲左膝，将左脚放在右大腿内侧，髋关节摆正，双手抓住右脚，吸气，伸展背部。

3 呼气，身体向前向下伸展，胸腹部贴靠大腿，前额向小腿靠近。双膝下压，保持背部及腿后侧充分伸展。保持这个体式30～60秒，深长地呼吸。

4 吸气，抬起头部和躯干，松开双手，伸直左腿，回到第1步。

5 弯曲右腿，反向重复这个体式。

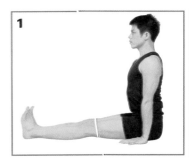

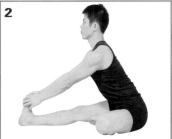

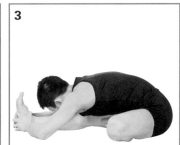

→ 难度★★★★

🧘 其他选择

从双手抓住脚趾，到逐步抓住脚掌、脚后跟，直至用一只手抓住另一只手的手腕，难度是递增的。初学者可以根据自身状况，循序渐进地加大难度，完成这个体式。

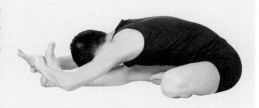

🔄 益处

这个体式能够增强肝脏和脾脏的功能，帮助消化；还可以增强、刺激肾脏活力。患有前列腺增生的人可以将肩倒立式与这个体式一起练习，并在这个体式上保持更长的时间。

半莲花加强背部前曲伸展坐式

动作

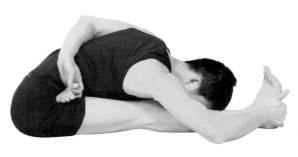

1　以手杖式坐在地面上。弯曲左膝，右手握住左脚脚趾，拉动左脚放在右大腿根部上；左脚脚后跟按在肚脐处，呈半莲花坐姿；伸展背部。

2　右手松开左脚脚趾，右臂向前伸展，右手从右脚外侧握住右脚脚掌。左臂绕过后背向右侧腰部伸展，呼气，左手抓住左脚大脚趾，并拉动弯曲的左膝向右腿靠近。

3　吸气，伸展背部，眼睛向上看几秒钟，不要松开抓着的左脚大脚趾。

4　呼气，躯干向下前曲，腰部右侧放在右大腿上，同时，右手下移握住脚底，右肘向外弯曲，肘部放在右大腿外侧的地面上；通过改变右肘的弯曲度，使躯干向前推动，依次把前额、鼻子、嘴唇、下巴放在右膝上。保持这个体式 30 到 60 秒，均匀地呼吸。

5　双手松开双脚，抬起躯干，左腿向前伸展，放松。在另一侧重复这个体式。

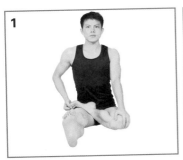
1

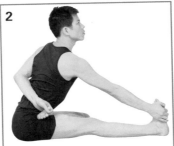
2

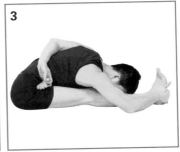
3

→ 难度★★★★

🜀 注意事项

假如绕过后背时手无法轻松地抓住脚趾，可以把同侧的肩部略向后移动一下。在刚开始的阶段，伸展腿的膝部会离开地面，因此一定要绷紧大腿肌肉，使整个伸展腿的后部都放在地面上。

🜀 益处

练习半莲花式，因此膝盖会日益变得足够灵活，以练习完全莲花式。当把下巴放在伸展腿的膝盖上时，弯曲的膝盖被尽量拉向伸展腿，这就使脐部和腹部器官得到很好的挤压与按摩，同时也使血液得以在脐部和生殖器官循环。推荐患有胃部下垂的人练习这个体式。

半英雄前曲伸展坐式

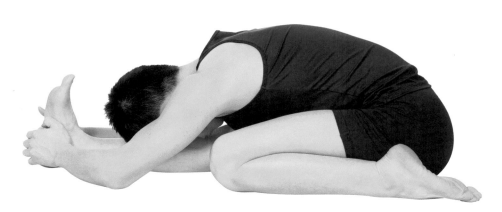

动作

1 以手杖式坐在地面上。左腿朝左侧髋部弯曲，左膝压向地面，左脚踝放于左髋关节旁，左小腿内侧碰触左大腿外侧。右腿向前伸展，保持两大腿并拢。身体重量均匀地落在臀部两侧。双手手掌抓住右脚脚底的两侧，保持脊柱挺直。

2 呼气，从腰部开始向前弯曲躯干，前额落于右膝，躯干继续下压，一次将鼻子、双唇直至下巴过膝盖落下，同时双手下滑，握住脚后跟。保持这个体式 30 到 60 秒，均匀地呼吸。

3 吸气，抬起头和躯干，松开双手，伸直左腿，回到手杖式。换另一侧重复这个体式。

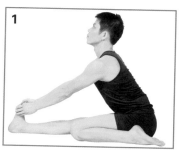

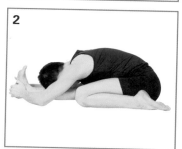

→ 难度 ★ ★ ★ ★

🔒 注意事项

起初，练习者会很容易失去平衡，身体会倒向伸展腿一侧。因此练习的时候，躯干可以稍稍朝弯曲的膝盖一侧倾斜，但不要扭转躯干，或者让躯干向伸直腿的外侧倾斜，否则容易拉伤脊柱或损伤腹部器官。

🔼 益处

有规律地练习这个体式，将使整个身体变得柔软而灵活。这个体式可以强健和刺激腹部器官，防止其衰弱和停滞。

鸳鸯式

鸳鸯式又叫苍鹭式。苍鹭，也是一座山的名字。在这个坐姿中，一条腿向后弯，脚抵在髋关节处，当另一条腿向上垂直抬起的时候，用双手抓住脚，然后下巴放在抬起腿的膝盖上，抬起腿仿佛是苍鹭伸出的脖颈和头，也可以说是悬崖。故此而得名。

动作

1 以手杖式坐在地面上。朝左侧髋部弯曲左腿，左膝压向地面，左脚踝放于左髋关节旁，左小腿内侧碰触左大腿外侧。右腿向前伸展，保持两大腿并拢。身体重量均匀地落在臀部两侧。

2 吸气，弯曲右膝，用双手抱住右脚，然后向上抬起右腿，背部挺直，右腿完全伸展，保持这个姿势几个呼吸的时间。

3 呼气，头和躯干向前的同时，右腿向身体靠近，右脚触碰头顶，下巴放在右膝上。保持这个体式 20 到 30 秒，深长地呼吸。

4 吸气，头部和躯干后仰，放下右腿，松开双手，左腿伸直，回到第 1 步。换另一侧重复这个体式。

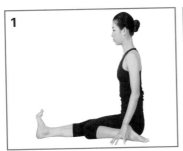 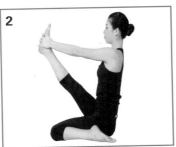 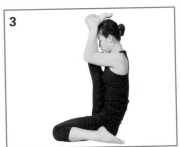

→ 难度 ★★★★

注意事项

下巴靠近膝盖时，弯曲的那条腿的膝盖不要从地面抬起。

益处

这个体式可以作为半英雄前曲伸展坐式的延伸练习。练习这个体式要比背部前曲伸展坐式更难，因此益处也更大。这个体式能使腿部获得完全的伸展，腿部肌肉得到很好的锻炼，腹部器官活力也得以恢复。

背部前曲伸展坐式

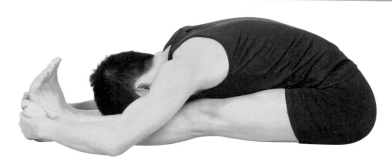

动作

1 坐在地面上，双腿向前伸直。呼气，手臂向前伸展，双手抓住脚掌，挺直脊柱。

2 伸展脊柱，背部逐渐下压，同时从肩胛骨开始伸展双臂，平展背部；手臂自然弯曲。深呼吸几次。

3 呼气，从腰部两侧开始向前伸展，先额头紧贴膝盖，然后将前额推向小腿胫骨，双肘外展下压，贴向地面。绷紧大腿后部的肌肉，腿窝紧贴地面，躯干向前拉伸。保持这个体式 1 分钟，均匀地呼吸。

4 吸气，抬起头和躯干，松开双手，回到手杖式。

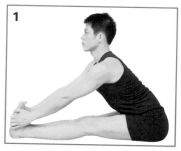
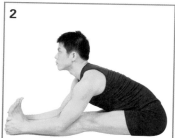
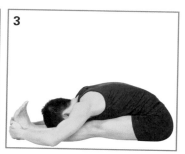

→ 难度 ★ ★ ★ ★

🧘 其他选择

高级阶段的练习者可以用一只手抓住另一只手的手腕，手脚相互抵压，并延长停留时间。

🔔 益处

在这个体式上保持较长的时间，可以按摩心脏、脊柱和腹部器官，精神也得到了休息。可以增强腹部器官，使其保持活力；也可以强健肾脏，活跃整个脊柱，并且改善消化功能。由于骨盆区域得到额外的伸展，因此更多充满氧气的血液被输送到这个区域，性腺可以从这些血液中吸收到充足的营养，增加活力。

坐立前曲扭转式

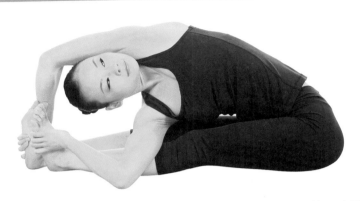

动作

1 以手杖式坐立，膝盖绷直，双腿的膝盖、脚踝、脚后跟和大脚趾相靠。呼气，右臂朝左脚方向伸展，扭转右前臂和右手手腕，使右手大拇指指向地面，右手抓住左脚外侧；左臂向右脚伸展，左手从右脚外侧抓住右脚脚掌。保持一个呼吸的时间。

2 呼气，双肘弯曲并向外撑开，左肘朝上，左手手腕翻转朝外，右肘触地。头部与躯干向左扭转90度，保持一个呼吸的时间。

3 呼气，头部和躯干下压，使左上臂紧贴左耳，右上臂后部接近腋窝处放在左膝上，躯干右侧肋骨放在左腿上。双眼看向上方，脊柱伸展。保持这个体式20秒钟，均匀地呼吸。

4 吸气，松开双手，回到手杖式坐立。反向扭转躯干，重复这个体式。

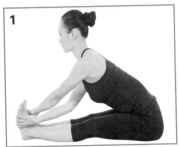
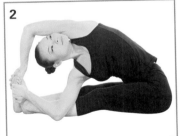
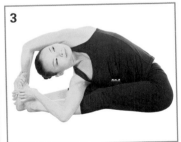

→ 难度 ★★★

注意事项
躯干侧面扭转时，呼吸会变得急促，因此要注意调整呼吸，保持均匀。

益处
这个体式能够锻炼腹部器官，增强肾脏功能，恢复整个脊柱的活力，促进消化。躯干侧面扭转能够刺激脊柱的血液循环，缓解背部疼痛，同时还有助于治疗性无能，提高性控制能力。

脸朝上背部伸展第一式

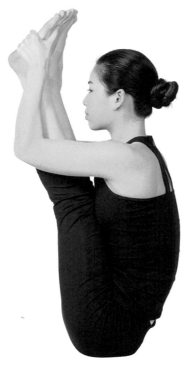

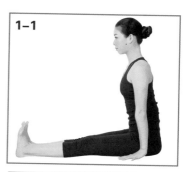

1–1

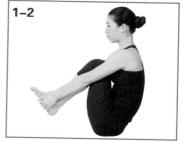

1–2

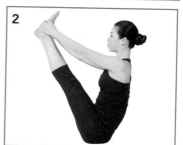

2

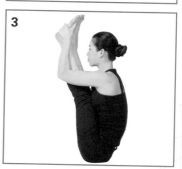

3

动作

1 以手杖式坐立。弯曲双膝，把脚靠近臀部，双手分别抓住同侧脚掌，大腿贴近腹部，膝盖向胸部靠近。

2 呼气，举起双腿，绷直膝盖，膝盖骨上提，靠臀部保持整体平衡，脊柱尽量下压。保持这个体式一个呼吸的时间。

3 吸气，弯曲双肘，将双腿向躯干靠近，颈部向上伸展。呼气，尽力将前额放在膝盖上，将双腿和脊柱向上伸展到极限。保持这个体式 30 ~ 60 秒，正常地呼吸。

4 吸气，松开双手，回到手杖式坐立，休息。

→ 难度 ★ ★ ★ ★

卍 注意事项

刚开始练习这个体式时，练习者很容易向后翻滚，需要通过一段时间的练习，试着仅靠臀部来保持身体的平衡。

脸朝上背部伸展第二式

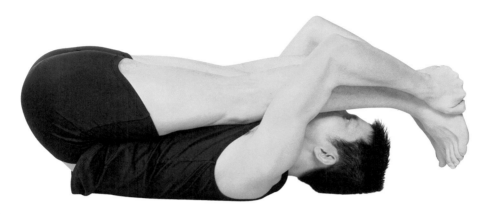

动作

→ 难度 ★ ★ ★ ★

1 平躺在地板上，双腿伸直并拢，膝盖绷直，深呼吸几次。

2 吸气，慢慢地抬起双腿过头，向上伸展，膝盖绷直。伸直双臂，双手抓住脚跟。整个背部不要离开地面。深呼吸3次。

3 呼气，屈肘，肘尖向上，双腿过头并朝地板方向放下。双腿膝盖绷紧，下巴放在膝盖上，尽可能地使骨盆靠近地面。保持这个体式30～60秒，均匀地呼吸。

4 再次呼气，回到动作2；吸气，松开双手，双腿回到地面伸直，放松。

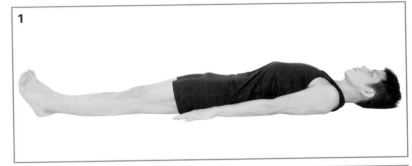

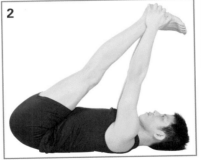

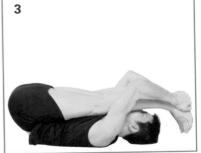

♫ 注意事项

整个体式中，双腿膝盖都要绷紧。

⚑ 益处

这个体式可以让双腿得到完全伸展，使大腿和小腿更加匀称。它还可以缓解严重的背部疼痛，防止疝气。

毗湿奴式

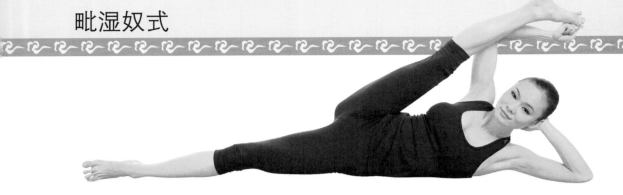

　　阿南塔是毗湿奴的另一个名字，也被说成是毗湿奴的坐骑——毒蛇舍沙。根据印度神话记载，在远古的海洋中毗湿奴睡在他的坐骑千头毒蛇舍沙上。睡梦中，一朵莲花从他的肚脐处生长出来，从那朵莲花里诞生了创造整个世界的梵天。梵天创世后，毗湿奴醒来并统治了天堂。这一体式是在南印度的特里凡得琅的一所神庙中被发现的。这所神庙敬拜的便是"阿南塔·帕德玛那哈神"。

动作

1 仰卧在地面上。呼气，身体转向左侧。抬头，伸展左臂过头与身体呈一条直线，曲左肘，抬起左前臂，撑住头部，左掌放于左耳后。保持这个体式几秒钟，正常或深长地呼吸。

2 屈右膝，用右手大拇指、食指和中指勾住右脚大脚趾。

3 吸气，向上伸展右臂与右腿，至右臂与右腿完全伸直。

4 呼气，屈右肘，拉动右腿向下压，尽可能地打开髋部，右脚尖越过头顶。保持这个体式 15～20 秒钟，正常地呼吸。

5 呼气，伸直右臂，抬起右腿，右手松开右脚大拇指，回到动作 1。

6 放下头部，翻转身体回到地面，平躺，放松。然后反向重复这个体式。

→ 难度 ★★★★

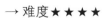

🧘 益处

　　骨盆区域得益于这个练习，同时它也强健了腿部筋腱。这个体式还可以缓解背痛，防止疝气。

1

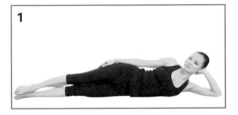

2

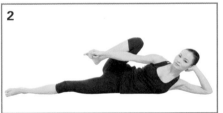

3

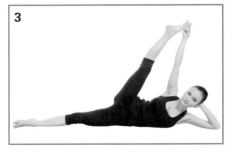

4 加大强度

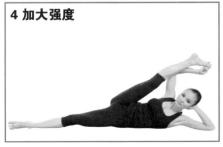

花环式

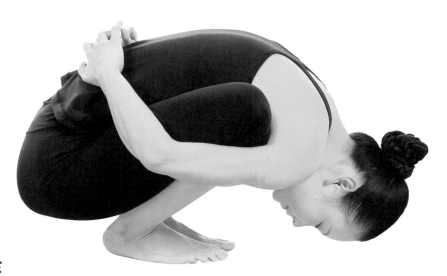

动作

1　双脚并拢蹲在地上，脚底和脚跟完全地放在地面上。身体前屈，胸腹紧贴双腿内侧，分开双膝，双臂放于双膝之间，手掌放在地面上，保持双脚相靠。抬头，目视前方。

2　呼气，双臂绕过同侧膝盖，双手在后背相扣。身体前屈，伸展颈部，放低头部。保持这个体式30 ~ 60秒，正常地呼吸。

3　吸气，抬起头部，松开双手，放松身体，坐在地面上休息。

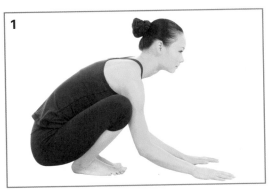

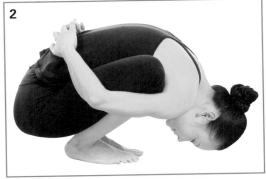

→ 难度★ ★ ★

益处
这个体式能够锻炼腹部器官，缓解背部疼痛。

广角式

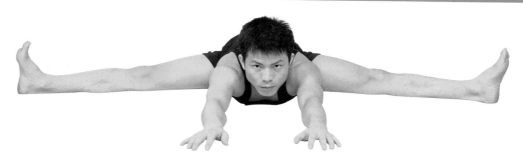

动作

1 以手杖式坐在地面上。双腿分开，伸直，膝窝下压，尽力呈"一"字形，双腿后部和脚后跟紧贴地面，脚趾竖直向上；双手放在身体前方的地面上。

2 深吸气，挺胸，背部轻轻后仰。呼气，躯干从髋部逐渐前弯，保持背部平直，同时，双臂随躯干逐渐向前伸展。

3 保持双腿稳固，胸腹贴地，双臂和躯干完全向前伸展，头部保持端正，两眼直视前方。保持这个体式5～30秒钟，正常地呼吸。

4 吸气，缩回手臂，抬升躯干，双腿逐渐靠拢，放松。

→ 难度 ★★★

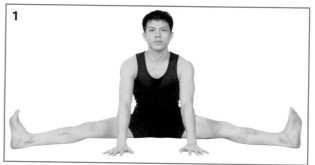

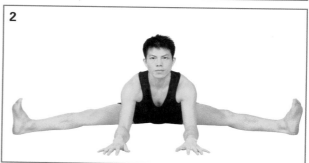

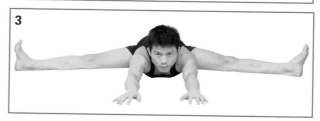

注意事项

如果双腿分开时，膝盖内侧有过度的拉伸或不适，就缩小两腿之间的距离。

益处

这个姿势能使髋部变灵活，伸展腿后肌和内侧肌肉，增强双腿的力量，增加柔韧性。

龟式第一式

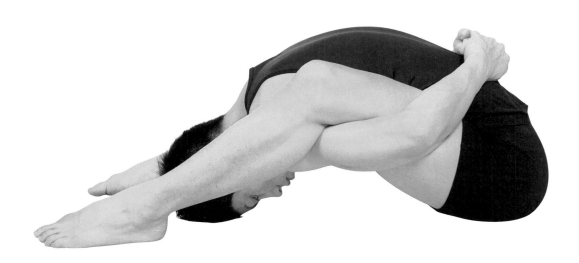

　　传说，许多神圣的宝物都在一场大洪水中丢失，其中包括使半神人保持青春永驻的甘露。为了重新找回这些丢失的宝物，半神人与魔鬼达成联盟，准备一同搅动乳海。毗湿奴化作一只巨龟潜入海底。他以背上驼着的曼荼罗山为搅海的杵、山上盘绕着的蛇王瓦苏克为搅杆的搅绳。在半神人和魔鬼的合力之下，海水被搅动了。从搅动的海水中显露出甘露和其他各种各样的珍宝，其中还有毗湿奴的配偶——才貌双全的吉祥天女拉珂斯米。这个体式就是用来献给毗湿奴的乌龟化身的。

动作

1 以手杖式坐在地面上。屈膝，竖起双腿，脚掌踩地，双腿分开约 45 厘米。身体前屈，将双手放于双腿之间，手臂伸直，手掌贴地与双脚平行。

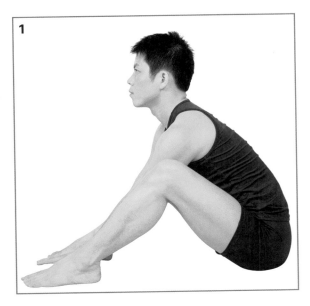

2 呼气，躯干前倾，将双臂从双腿内侧绕过同侧的膝窝向后背伸展，手背紧贴背部。保持一个呼吸的时间。

3 再次呼气，躯干下压，伸展颈部，放低头部，直至额头与地面相贴。保持双腿稳固，伸展双臂，双手在后背处相扣。保持这个体式 30 到 60 秒钟，正常地呼吸。

4 吸气，松开双手，抬高头部和躯干，放松双臂和双腿，坐在地面上，放松。

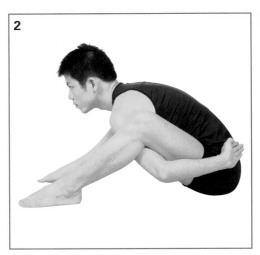

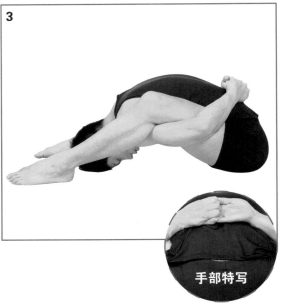

手部特写

→ 难度 ★ ★ ★

🧘 **其他选择**

可以让双脚在头部前方交叉，双手在后背相握，即成难度更大的卧龟式。

🔔 **益处**

这个体式能够强健脊柱，刺激腹部器官，舒缓大脑神经，使人保持活力和健康。

龟式第二式

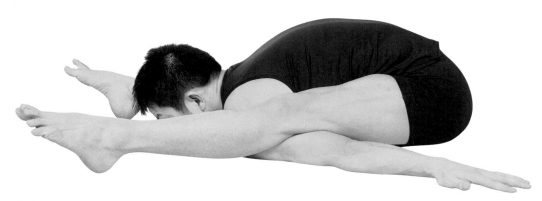

动作

1 以手杖式坐在地面上。屈膝，竖起双腿，脚掌踩地，双腿分开约 45 厘米。身体前屈，将双手放于双腿之间，手臂伸直，手掌贴地与双脚平行。

2 呼气，躯干前倾，将双臂从双腿内侧绕过同侧的膝窝向后背伸展，手背紧贴背部。保持一个呼吸的时间。

3 再次呼气，伸展躯干，并向地面下压，保持双腿稳固，膝盖贴近腋窝，同时解开双手，双掌移至地面上，双臂向身后伸展。

4 加大身体的伸展度，将前额、下巴、胸部依次朝地面放低，直至下巴和胸部完全放在地面上。双腿绷直，完全向前伸展，大腿根部紧贴地面。双臂内侧和掌心完全贴于地面上。保持这个体式 30 ~ 60 秒钟。正常呼吸。

5 缓缓抬高头部、躯干、双臂，弯曲双腿，回到手杖式坐立，放松。

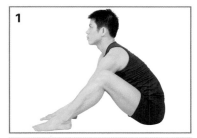

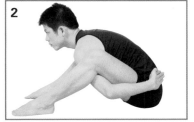

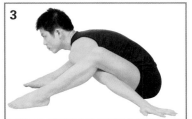

→ 难度★★★

益处
这个体式能够强健脊柱，刺激腹部器官，舒缓大脑神经，使人保持活力和健康。

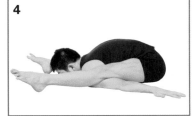

天鹅式

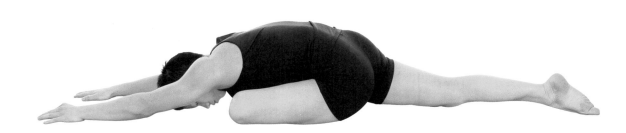

动作

1 以手杖式坐在地面上。弯曲左膝,使左膝和左脚完全放在地面上,左脚脚后跟贴着右侧腹股沟。右腿向后完全伸展,右大腿前部、膝盖、胫骨和脚趾上部贴在地面上。左手放在左膝处,右手握住右脚脚掌,双臂伸直。伸展脊柱,躯干保持笔直。

2 呼气,身体从髋部开始向前弯曲,前额、下巴、胸部依次朝地面放低,直至下巴和胸部完全放在地面上。双臂向前伸展超过头部,双掌放在地面上,手指指向前方。保持这个体式 10 ~ 30 秒钟,正常呼吸。

3 抬升躯干,恢复手杖式坐立。交换双腿姿势,重复这个体式。

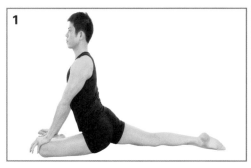

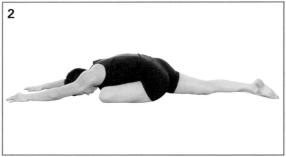

→ 难度 ★ ★ ★ ★

益处

这个体式能够锻炼腹部,改善腹部器官的血液循环,增强消化功能,防止毒素在体内堆积。同时,这个体式还能够强健肘部、前臂和手腕。

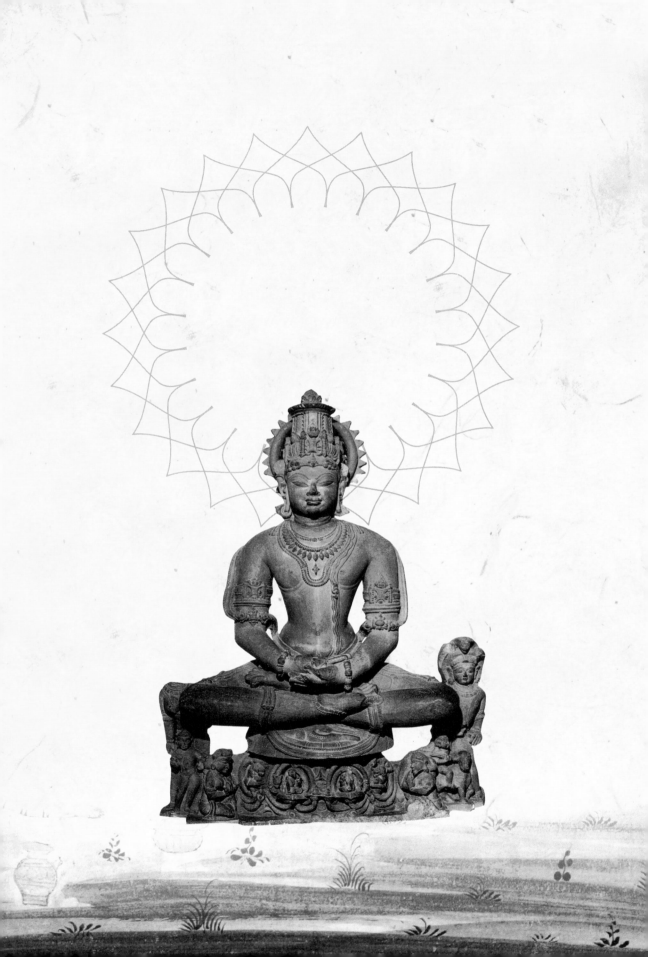

后弯 Bending Backward Asanas

骆驼第二式

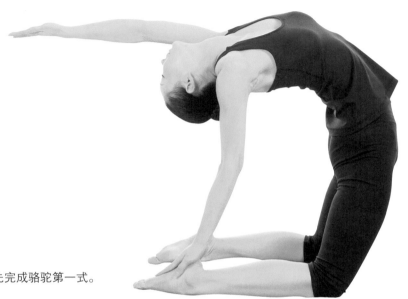

动作

1 首先完成骆驼第一式。

2 左手离开左脚掌，抬升至与肩同高，掌心朝上，有意识地向后伸展。保持这个体式 30 秒钟，正常地呼吸。

3 收回左手，伸直躯干和头部，回到动作 1。换右手重复这个体式。

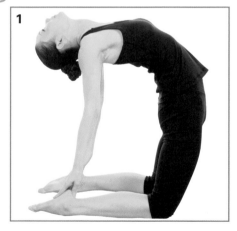

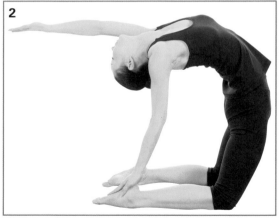

→ 难度 ★ ★ ★

益处

这个体式能让整个脊柱都得到充分的向后伸展和增强，有利于高低肩以及背部略驼的人纠正体型。

骆驼第三式

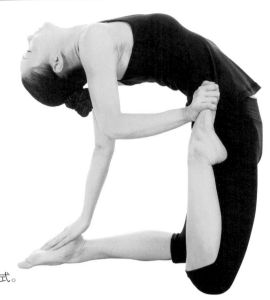

动作

1 首先完成骆驼第一式。

2 右手抓住右脚背，弯曲右肘，将右脚和右小腿压向直立的右大腿，仅以膝盖支撑在地面上。保持这个体式 10 ~ 30 秒，正常地呼吸。

3 伸展右手手臂，将右小腿放回地面，完成 2 个呼吸。换另一条腿重复动作 2。

4 双手放回臀部处，伸直躯干和头部，坐在地板上，放松。

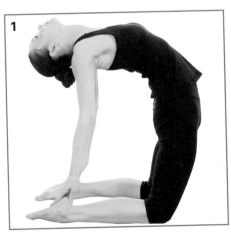

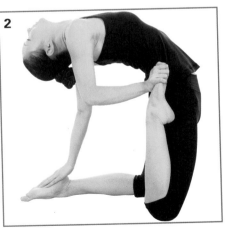

→ 难度 ★ ★ ★ ★

益处
这个体式能让整个脊柱充分向后伸展，有利于肩部下垂以及背部略驼的人纠正体型。

骆驼第四式

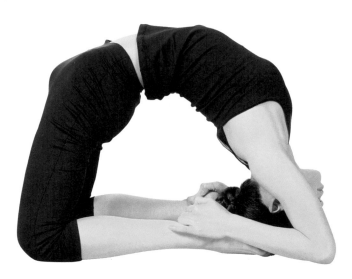

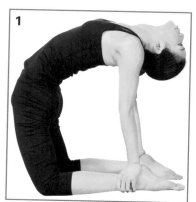

动作

1 首先完成骆驼第一式。

2 双手松开双脚，向双膝处伸展，从双腿外侧向内分别抓紧双膝；同时，大腿和臀部向前推动，躯干下弯呈拱形，头顶着地。

3 呼气，双手松开双膝，随双臂向后移动至头部两侧，双手紧压地面。

4 再次呼气，移动双臂，上臂向下伸展，手肘着地；同时，前臂和双手逐渐前伸，握住双脚脚后跟；手腕紧贴脚底外侧。保持这个体式 10 到 30 秒时间，正常呼吸。

5 吸气，抬高头部，双手松开并伸向双膝处，紧握膝窝以支撑躯干抬升，身体直立，放松，坐在地面上。

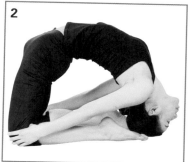

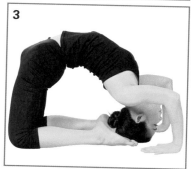

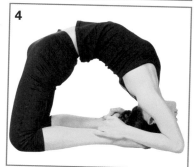

鱼式

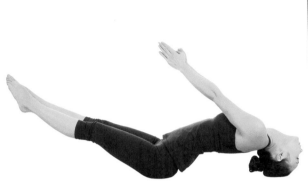

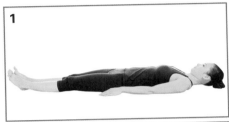

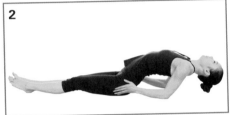

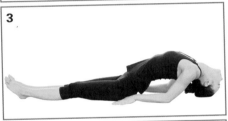

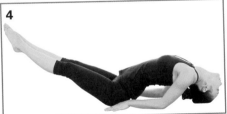

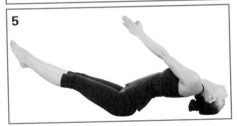

动作

1 背朝下平躺在地面上，双脚并拢，双臂伸直，放于身体两侧。

2 吸气，拱起背部，把躯干抬离地面，胸口上顶，抬头。弯曲双臂，肘部贴地，双手紧压臀部外侧，保持姿势不变。

3 呼气，头部后仰，头顶触地，紧贴地面；移动双手放在臀部两侧的地面上，掌心朝下；双腿绷直。

4 吸气，依次抬升双腿，脚尖朝上，膝盖绷直，双腿并拢，与地面呈 30 度角，臀部紧压地面，以保持双腿姿势稳固。

5 将腿部和躯干的重量放在臀部，抬升双手向上伸展，手臂绷直，掌心相对，双掌相合。保持这个体式 30 ~ 60 秒钟，正常地呼吸。

6 呼气，放低双腿和双臂回到地面上，脊柱伸直，放松。

→ 难度 ★★★

益处
这个体式有助于放松髋关节，刺激内分泌腺体；祛除腹部疾病；调整甲状腺、脑垂体，促进身体发育正常；纠正驼背、月经不调、痔疮，还可消除紧张的情绪。

桥式

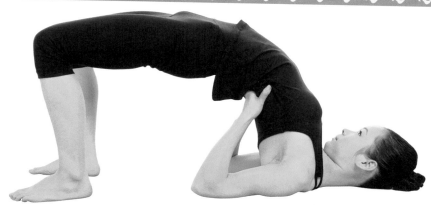

在这个体式中，整个身体需形成一个拱形，两头分别靠头顶和脚支撑，因此得名。

动作

1 背朝下平躺在地面上，深长呼吸几次。屈膝向上，脚后跟移向臀部，双脚放在地面上，分开与肩宽，双手握住同边的脚踝。

2 吸气，抬起躯干，身体向上拱起，背部和腰部尽量抬高，肩部抵住地面，保持2～3个呼吸时间。

3 继续吸气，臀部上抬，大腿与地面平行，小腿垂直于地面，移动双手托住腰两侧，整个身体呈桥状或者拱形，一侧靠肩部支撑，另一侧则靠双脚支撑。保持这个体式10秒，正常地呼吸。

4 呼气，松开双臂，双手重新回到地面，放低双腿和躯干回到地面，肩部放松，平躺在地面上，放松。

→ 难度 ★ ★ ★

益处

这个体式能够增强颈部、背伸肌、臀部的力量，使颈椎、胸椎、腰椎到骶骨的各个区域都能得到锻炼；同时还能促进松果腺、垂体、甲状腺和肾上腺的血液循环，保持身体健康。

1

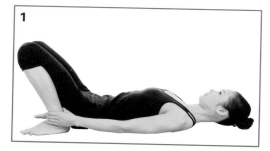

2

3

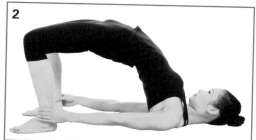

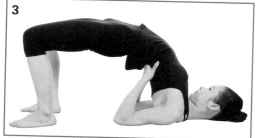

轮式第一式

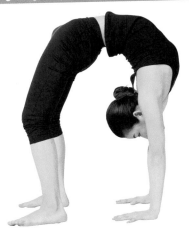

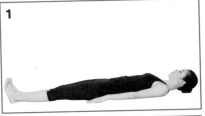

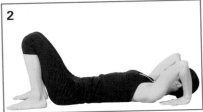

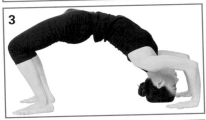

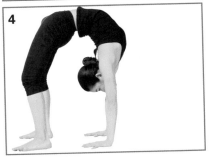

动作

1 仰卧身体平躺在地面上。

2 抬起双臂，弯曲手肘，将双手手掌放在两肩旁，双手打开与肩同宽。手指指向脚趾。屈膝，脚后跟贴近臀部，双脚放在地面上，分开与肩宽。

3 吸气，将躯干和臀部抬离地面，上提胸廓，头顶落地。做两个深呼吸。

4 继续吸气，进一步将身体向上推，背部成拱形，以手和脚支撑身体的重量。双臂伸展，双肘挺直，同时向上拉伸大腿肌，胸部伸展，脊柱荐骨区域伸展直到腹部肌肉收紧，脚后跟回到地面，保持脊柱的伸展感。保持这个体式30 ~ 60秒钟，正常地呼吸。

5 呼气，弯曲两膝和双肘，放低身体，回到地面上，放松。

→ 难度 ★ ★ ★

🧘 其他选择

在这个体式中，将胸廓的两侧朝天花板方向上提，同时注意不要让头部过度后仰。如果心脏有问题应该避免这个体式。

🧘 益处

有规律地练习这个体式，可以保持身体灵活柔韧，使人充满活力、身体轻盈。这个体式还能刺激肾上腺的分泌，确保血液循环，使腹部的器官更加强健。对女性则有助于预防月经量过多，舒缓经期痉挛。

单腿轮式

动作

1 身体平躺在地面上。

2 抬起双臂，弯曲手肘，将双手手掌放在两肩旁，双手打开与肩同宽。手指向后指向脚的方向。屈膝向上，脚后跟贴近臀部，双脚放在地面上，分开与肩宽。

3 吸气，将躯干和臀部抬离地面，上提胸廓，头顶落地。做两个深呼吸。

4 继续吸气，进一步将身体向上推，背部成拱形，以手掌和脚掌用力支撑身体的重量。双臂伸展，双肘挺直，同时向上拉伸大腿肌，胸部伸展，脊柱荐骨区域伸展直到腹部肌肉收紧，脚后跟回到地面，保持脊柱的伸展。保持两个呼吸时间。

5 再次吸气时抬起左腿，屈膝，膝盖朝上，保持身体平衡。

6 继续吸气，伸直左腿，保持这个体式 10 ~ 15 秒钟。

7 呼气，放低左腿，回到动作 4。换抬右腿重复这个体式。

→ 难度 ★ ★ ★

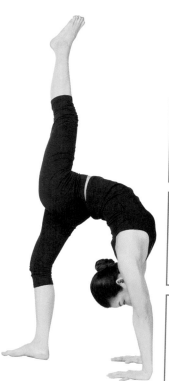
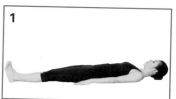
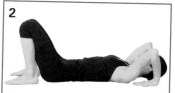
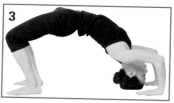
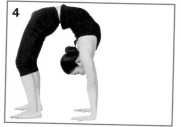
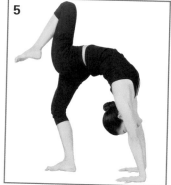
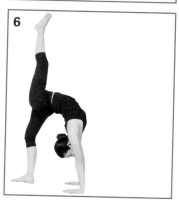

益处

这个体式可使脊柱完全伸展，从而使其增强，也使身体保持柔软和敏捷。这个优美的体式还能增强身体的平衡感，使体态更为优雅和均衡。

手抓脚弓式第二式

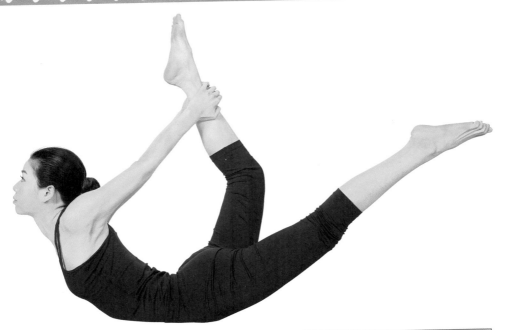

→ 难度 ★ ★ ★

动作

1 俯卧，脸朝下，下巴贴地，双臂自然放于身体两侧。呼气，屈右膝，脚后跟放在右臀上，同时两臂向后伸展，抓住右脚踝，左腿保持伸直。

2 吸气，抬高头部与颈部，右膝抬离地面，拉动右腿向上离开地面，同时带动胸部离开地面。双手将右腿尽力抬高，身体拉紧，尽力让肋骨离地。保持两个呼吸时间。

3 再次吸气，左腿向上抬升，用腹部支撑身体的全部重量。保持这个体式 30 ~ 60 秒钟，正常地呼吸。

4 呼气，松开脚踝，让头部、双腿、双臂重新回到地面。交换左右腿姿势重复这个体式。

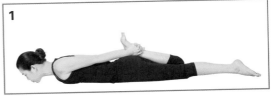

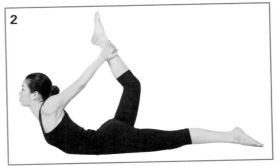

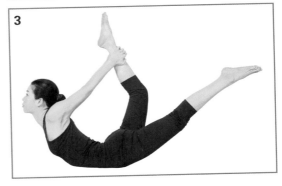

手抓脚弓式第三式

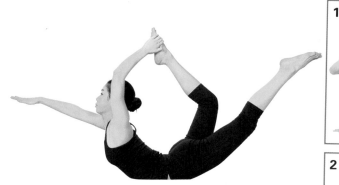

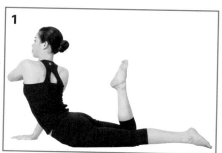

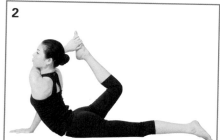

→ 难度★★★

动作

1 身体半俯卧于地，双腿向后伸展；双臂弯曲，双掌放于胸部两侧。吸气，抬升右小腿与地面垂直，脚尖朝上；双掌撑地，抬起头部和躯干，腹部和盆骨区域离地，躯干略向右扭转；呼气，右手撑地以维持上身平衡，左手离地，左臂放于右胸上。

2 吸气，抬升右大腿，带动右脚向头部伸展；左臂绕过颈部，左手越过右肩从右脚内侧握住右脚。

3 呼气，左手拉动右脚向前，同时收缩头部和颈部，使左臂能够绕过头部向左移动；左臂弯曲，向后高举，左手握住右脚，脚尖朝上，保持身体平衡。

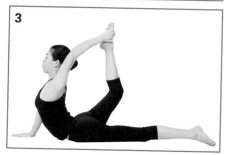

4 吸气，抬升左腿至半空中，腹部、盆骨区域、右掌紧贴地面，保持身体平衡。

5 呼气，抬升右臂，高过肩部，向前伸展，将身体重心完全放在紧贴地板的腹部和盆骨区域上，保持这个体式 30 到 60 秒钟。

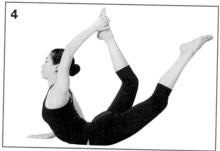

6 吸气，让四肢和躯干逐步回到地面上，放松。

7 交换左右腿姿势重复这个体式。

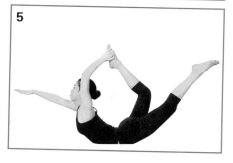

双脚内收直棍式

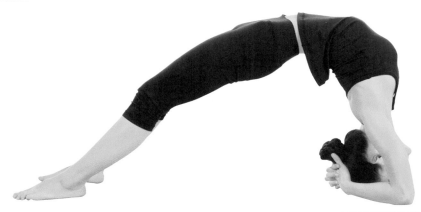

动作

1 身体平躺在地面上。抬起双臂，弯曲手肘，将双手手掌放在两肩旁，双手之间的距离不超过肩宽。手指向后指向脚的方向。屈膝向上，脚后跟贴近臀部，双脚放在地面上，分开与肩宽。呼气，将躯干和臀部抬离地面，上提胸廓，头顶落地。配合几次呼吸。

2 吸气，抬高臀部，向上伸展躯干。左手离开地面放在脑后，左肘放在地面上，保持两次呼吸的时间。然后，右手离开地面放在脑后，右肘放在地面上。双手十指相扣抱住头部，前额着地，配合几次呼吸。

3 再次呼气，尽力抬高肩膀，同时提升胸部、躯干、臀部、大腿和小腿。从骨盆到脚踝伸直双腿，脚后跟抵住地面。保持这个体式 1～2 分钟。

4 双脚朝头部贴近，弯曲膝盖，松开手指，头部从地面抬起，躯干放低，回到地面上，放松。

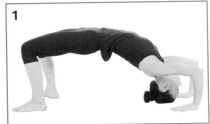

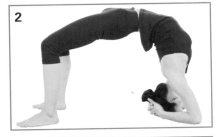

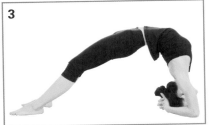

→ 难度 ★ ★ ★

九 注意事项

由于横膈膜紧缩，呼吸会变得急促，因此需要配合几次缓慢的呼吸。在这个体式中，颈部、胸部和肩膀应该得到完全的伸展，骨盆区域尽可能地抬高。一开始，颈部无法保持与地面垂直，而且头和前额容易滑动。因此可以用双脚抵住墙根，并请人帮忙按压你的双肘，直到双脚与头部之间的距离得到适当的调整，脊柱和双腿得到完全的伸展。

单脚内收直棍第一式

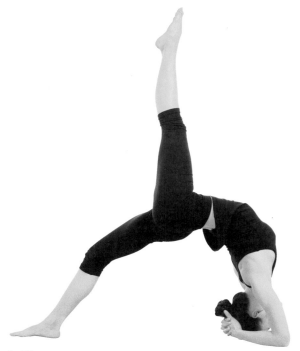

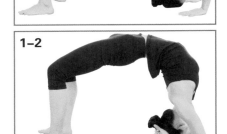

1–1

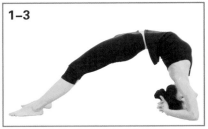

1–2

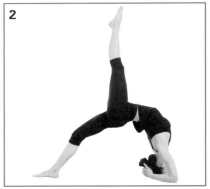

1–3

2

动作

1 首先完成双脚内收直棍式。

2 呼气，左腿垂直向上抬起，与地面垂直，右腿放在地面上成内收直棍式。保持这个体式 10 秒钟，正常地呼吸。

3 放低左腿，回到双脚内收直棍式。然后呼气，换抬升右腿重复这个体式。

→ 难度 ★ ★ ★

其他选择

高级练习者可以在呼气时，将双腿上摆到头倒立第一式，然后放低双腿回到地面，再继续练习轮式。

益处

这个体式能够增强脊柱的力量，使胸部得以完全伸展，还具有头倒立式的益处，使人精神得到舒缓。

鸽子式

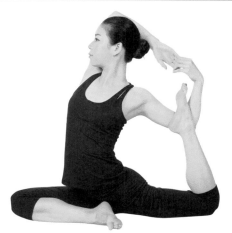

在这个体式中，胸部需挺起，如同一只凸胸鸽，因此得名"鸽子式"。

动作

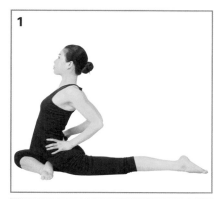

1 以简易坐开始，左腿向后伸直，右膝和右脚完全放在地面上，使右脚脚后跟贴着做侧腹股沟。左大腿前侧、膝盖、胫骨和脚趾上部贴在地面上。把手放在腰上，胸部向前推，伸展颈部。

2 呼气，弯曲左膝，左脚向上抬起，左腿从膝盖到脚踝应与地面保持垂直，绷紧左大腿肌肉。水平抬起双臂，左臂绕过左脚，将左脚背紧靠肘窝；右臂从胸前向左侧伸展，弯曲右肘，双手掌心相对相扣。保持两个呼吸时间。

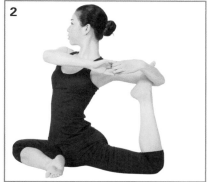

3 再次呼气，双手保持相扣，绕过头部和双肩，右上臂内侧与右耳相贴，肘部朝上，左臂立起，肘窝与左脚踝紧贴，打开肩膀和胸部。保持这个体式30~60秒钟。

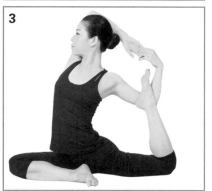

4 松开双手，回到简易坐。换另一侧重复这个体式。

→ 难度★★★

🔖 **益处**

这个体式可以充分伸展大腿、腹股沟和腰肌、腹部、胸部、肩膀以及颈部，刺激腹部器官。

弓式第一式

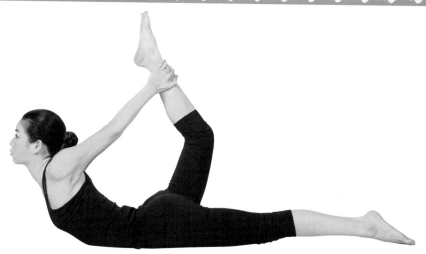

动作

1 俯卧，脸朝下，下巴贴地，双臂自然放于身体两侧。

2 呼气，屈右膝，脚后跟放在右臀上，同时两臂向后伸展，双手抓住右脚踝，左腿保持伸直。

3 吸气，抬高头部与颈部，双手略向小腿方向移动，双臂向上抬升，拉动右膝和右大腿离地，同时带动胸部离开地面。

4 双臂伸直并拉动右腿向上伸展，肋骨离地，腹部和盆骨区域紧贴地面。保持这个体式30～60秒钟。

5 双手松开右腿，回到地面上。换腿重复这个体式。

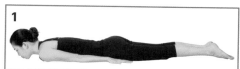
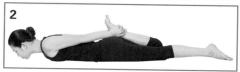
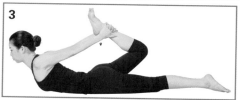
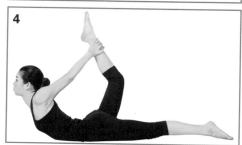

→ 难度 ★ ★ ★

🧘 其他选择

这个体式还可以增加难度，即双手移至右小腿中间，双掌环抱住右小腿，双臂伸直并拉动右小腿向上伸直，且肋骨部位离地，只有腹部、盆骨区域、左大腿贴地以支撑身体平衡。

新月第一式

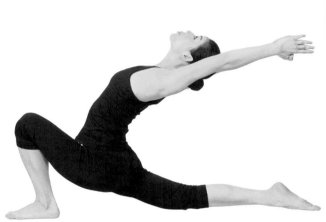

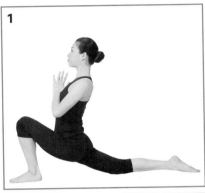

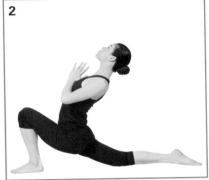

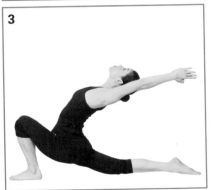

动作

1 跪立在地面上，脚趾向后。左腿向前跨一大步，小腿与地面垂直；右腿向体后伸展，右膝和右小腿平放在地面上。双手合掌于胸前。

2 呼气，髋关节前推。

3 吸气，双臂高举过头，向右腿脚尖方向伸展。收臀，同时上提骶骨和肋骨，脊柱和头部向后伸展，双眼视线朝上，缓慢地呼吸。保持 5 ~ 15 秒。

4 挺直脊柱和颈部，垂下手臂，髋部后移，回到跪立姿势。反方向，重复这个体式。

→ 难度★★★

注意事项
保持姿势时，为了平衡，后侧脚背的前端要用力下压。

益处
这个体式能够伸展并强健大腿肌肉，伸展髋屈肌，缓解因长期久坐引起的不适；强健脊柱和背部肌肉，按摩腹部器官，保持生殖系统的健康，预防和减轻呼吸性疾病。

新月第二式

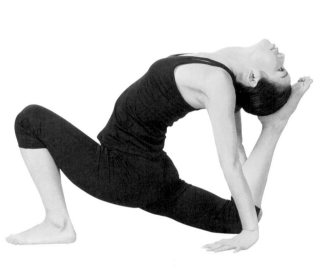

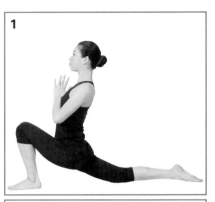

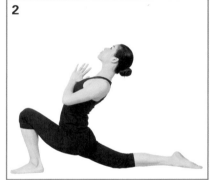

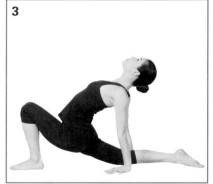

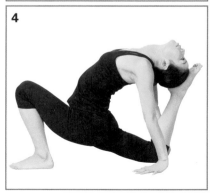

动作

1 跪立在地面上，脚趾向后。左腿前跨一大步，小腿与地面垂直；右腿向体后伸展，右膝和右小腿平放在地面上。双手合掌于胸前。

2 呼气，推髋关节。

3 呼气，松开双手，双臂向下伸展，与肩同宽，手掌贴地，手指朝前，放于右膝两侧。双眼视线朝上，缓慢地呼吸。

4 吸气，胸扩张，上提骶骨和肋骨，脊柱和头部下压，双眼视线朝上；右腿屈膝，抬升右小腿，使右脚靠近头顶缓慢地呼吸。保持这个体式 5 ~ 15 秒钟。

5 呼气。放低右小腿，抬升头部、躯干和双臂，回到跪立姿势。换边，重复这个体式。

新月第三式

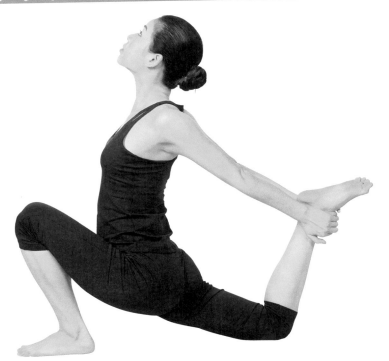

动作

1 跪立在地面上，脚趾向后。左腿前跨一大步，小腿与地面垂直；右腿向体后伸展，右膝和右小腿平放在地面上。双臂伸直，双手落于左脚掌两侧，抬下巴，目视前方。

2 呼气，右腿屈膝，抬升右小腿，使其与地面垂直，膝盖着地。双臂向后伸展，握住右脚脚踝。保持两个呼吸时间。

3 再次呼气，右小腿尽力向后方下压，带动双臂向后伸展。扩展双肩和胸部，脊柱略微后弯，头部上扬，伸展颈部。保持这个体式 15 ~ 30 秒钟，正常呼吸。

4 放低头部，松开双臂，右小腿回到地面，恢复跪立姿势。换边，重复这个体式。

→ 难度 ★ ★ ★

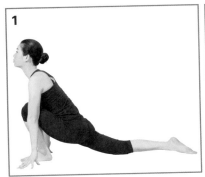
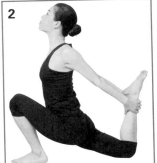
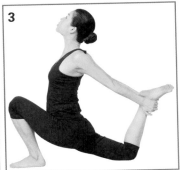

卧英雄式

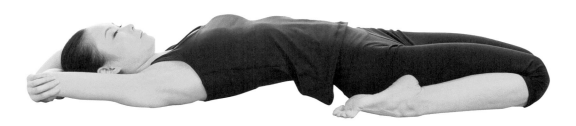

动作

1 以英雄式坐立，双膝并拢，双脚分开，放在髋部两侧，臀部放在地面上。双臂自然下垂，双手
   分别握住同侧脚掌。

2 呼气，背部逐渐落下。弯曲双肘，直至肘部着地。确保双膝并拢，保持双手放在脚掌上。头部
   和颈部挺直，双眼平视前方，均匀地呼吸。

3 放低双肩和躯干上部，使头部落下，然后背部完全着地，双臂向头顶方向伸展，经过头顶，屈
   肘相抱放在地面上，双手分别握住对侧手肘。肩胛骨平展在地面上，臀部和双膝不要离开地面，
   扩展胸廓。保持这个体式 30 ～ 60 秒，均匀地呼吸。

4 松开双臂，回到身体两侧，以英雄式坐起，伸直双腿，以手杖式坐立，放松。

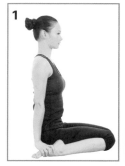
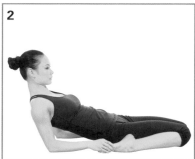
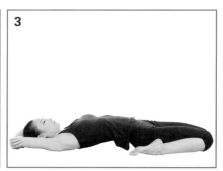

→ 难度 ★ ★ ★

🔟 **注意事项**

不要将臀部朝脊柱方向推，而是朝膝盖部位延展。

🔁 **益处**

这个体式能够使腹部和骨盆区域得到伸展。腿部疼痛的人保持这个体式较长时间，
可以有效地缓解疼痛。对于运动员以及常走久立的人，练习这个体式极有好处。

榻式

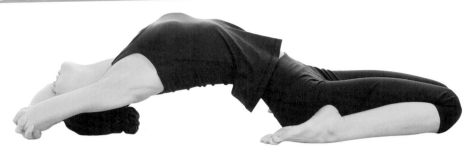

动作

1 以英雄式坐立，双膝并拢，双脚分开，放在髋部两侧，臀部放在地面上。双臂自然下垂，双手分别握住同侧脚掌。

2 呼气，背部逐渐落下。弯曲双肘，直至肘部着地。确保双膝并拢，保持双手放在脚掌上。头部和颈部挺直，双眼平视前方，均匀地呼吸。

3 呼气，身体后仰，抬起颈部和胸部，背部向上呈弓形，头顶放在地面上，躯干的任何其他部分都不要接触地面。

4 双臂向头顶方向伸展，经过头顶，屈肘相抱放在地面上，双手分别握住对侧手肘。保持这个体式60秒钟，均匀地呼吸。

5 吸气，松开双手，躯干和颈部回到地面，以英雄式坐起。依次伸展双腿，放松。

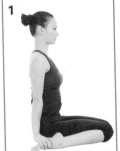
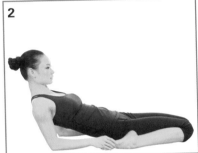
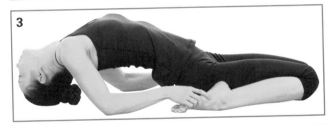
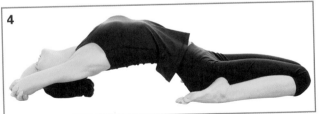

→ 难度 ★ ★ ★

注意事项
榻式不能在就餐后立刻练习。

益处
这个体式能让背部得到完全伸展，并使肺部得到很好的扩张；颈部肌肉能够得到拉伸，刺激甲状腺体的分泌。

鸽王式

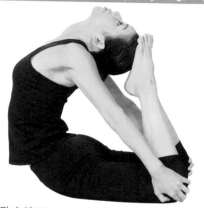

动作

1 面朝下俯卧在地面上，弯曲两肘，手掌放在胸部两侧。

2 吸气，两臂完全伸直，撑起躯干和头部向上伸展，不要移动耻骨和双腿。保持这个体式几秒，正常地呼吸。

3 呼气，弯曲双膝，抬起双脚。

4 躯干和头部尽力后仰，双脚带动小腿向头部伸展，至脚趾与头部相触，盆骨和大腿承受身体的重量，完成几次呼吸。

5 右手用力紧压地面，承受身体的重量并保持平衡，快速而深长地呼气，左手离地，左臂向后伸展，左手抓住左膝盖骨。配合几次呼吸，快速而深长地呼气后，右臂向后伸展，右手抓住右膝盖骨。胸部抬起，使脊柱和颈部进一步后仰，直到头部放在脚底和脚后跟上。尽力保持这个体式 15 秒。

6 依次松开双手，放回身体两侧，双腿伸直落下，胸部放回地面，平躺，放松。

→ 难度 ★★★★

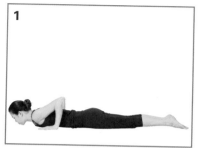

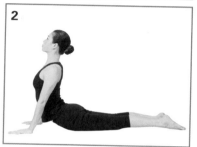

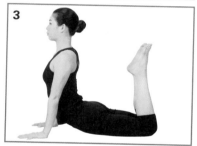

⑨ 注意事项

由于脊柱和胸部完全伸展，腹部向地面按压，呼吸会变得急促和困难，因此在这个体式上保持 15 秒钟有相当大的难度。完成这个体式后，一定不要让双臂同时松开双膝，否则会因脊柱的突然松弛，无法保持平衡而摔跤。

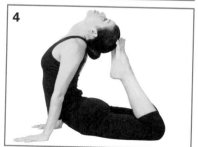

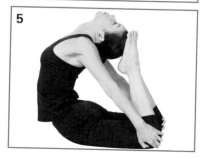

半月式

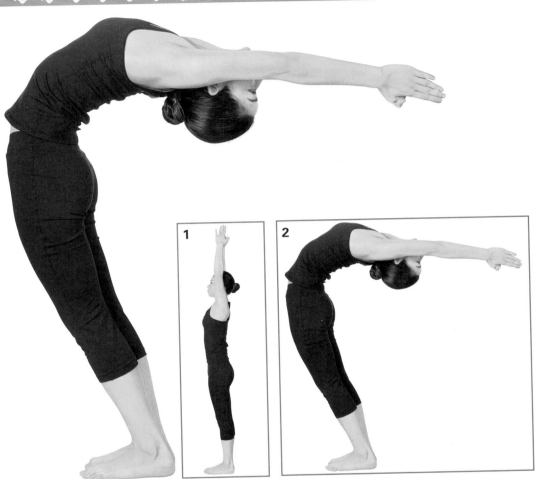

动作

1 山式站立。双手大拇指相扣，伸展手臂高举过头顶。

2 呼气，头部后仰，躯干向后弯曲，收紧臀部，大腿和脚趾承担身体的重量。将双肩向后推，双臂向后沿水平方向伸展。保持这个体式 30 ~ 60 秒钟。

3 抬起头部，逐步抬升躯干，回到山式站立，放松。

→ 难度 ★ ★ ★

🜋 **注意事项**
双腿伸直，不要弯曲膝盖。

IV 扭转 Twisting Asanas
三角扭转伸展式

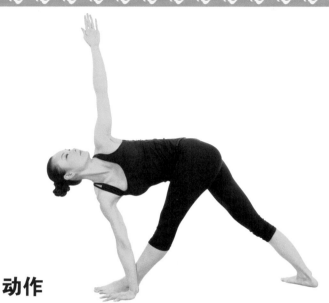

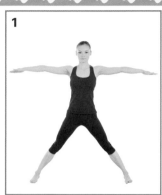

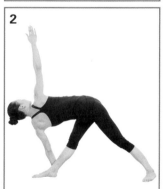

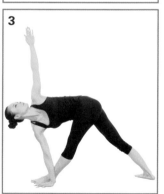

动作

1 山式站立。深吸气，双腿分开 90 ~ 105 厘米，脚趾向前。两臂侧平举，与肩齐平，掌心朝下。

2 右脚向右转 90 度，左脚向右转 60 度，保持左腿伸展，膝盖绷直。呼气，躯干与左腿一起向右转，带动左手手臂向下伸展，左手手掌放在右脚外侧的地面上。向上伸展右臂，使其与左臂成一条直线，眼睛注视右手拇指。双膝膝盖绷直，肩部和肩胛骨向两侧伸展。保持这个体式 30 秒钟，正常地呼吸。

3 吸气，从地面抬起左手，躯干回正，恢复到动作 1。换左侧重复这个体式。

4 呼气，跳回到山式。

→ 难度 ★ ★ ★ ★

⑨ 注意事项
练习这个体式时，在两侧保持同样的时间，可以通过呼吸来调整，比如在每一侧都保持三到四个呼吸时间。

⬆ 益处
这个体式能够强健大腿、小腿的肌肉以及腿部筋腱，增加脊柱下部的血液循环，使脊柱和背部肌肉得到很好的锻炼，消除背部疼痛；同时胸部也能得到完全的伸展。

三角扭转侧伸展式

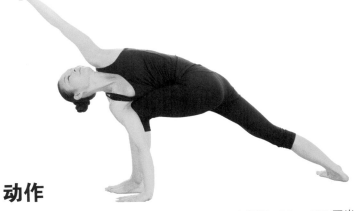

动作

1 山式站立。深吸气，跳步分开双腿，双脚相距 120 ～ 135 厘米。两臂侧平举，与肩齐高，手心朝下。

2 左脚向左转 90 度，右脚向右转 60 度，完全伸展，膝部绷直。弯曲左腿直到大腿和小腿成直角，左大腿与地板平行。呼气，扭转躯体和右腿使右臂绕过左膝，右腋抵在左膝外侧，右手手掌贴近左脚外侧的地面。

3 向左侧努力扭转脊柱，躯干扭转，左臂向上伸展过头，眼睛注视伸展的左臂。从始至终右膝保持绷直。

4 保持这个体式 30 ～ 60 秒，均匀深长地呼吸。吸气，右掌离开地面。抬起躯干，回转正面，伸直左腿，抬起右臂，双臂侧平举，回到第 2 步。

5 呼气，在右侧重复这个体式，并保持相同的时间。

6 逐步回到第 1 步，再以山式站立，放松。

→ 难度 ★ ★ ★ ★

益处

这个体式能够使腹部器官得到收缩，促进消化，帮助排除肠内废物；同时，这个体式还能促进腹部和脊柱的血液循环，使这些部位更有活力。

1

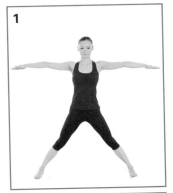

2

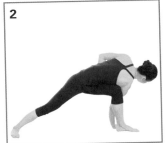

3

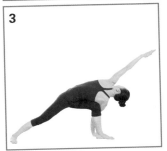

正面

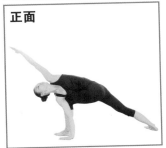

三角扭侧伸展第一式

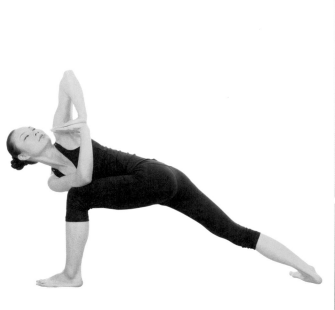

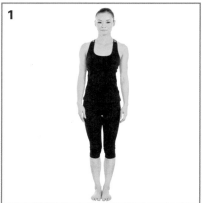

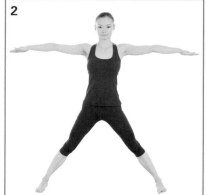

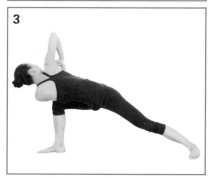

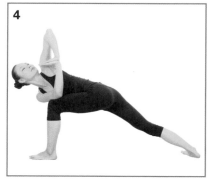

→ 难度 ★ ★ ★

动作

1 以山式站立。

2 深吸气，跳步分开双腿，双脚相距 120 ~ 135 厘米。两臂侧平举，与肩齐高，手心朝下。

3 弯曲双肘，双手合掌，立于胸前；右脚向右转 90 度，左脚向右转 60 度，完全伸展，膝部绷直；屈右膝，大腿平行于地面，与小腿成直角；左腿向右倾斜，绷直；呼气，向右扭转躯体，双手合掌，指尖指向脸部；左肘放在右膝上，右肘朝上；头部上扬，脊柱绷直。

4 保持这个体式 30 ~ 60 秒，正常地呼吸。

5 躯干、双脚回转到正面，回到第 2 步，换左侧重复这个体式，保持相同的时间。逐步回到第 2 步，再以山式站立，放松。

三角扭侧伸展第二式

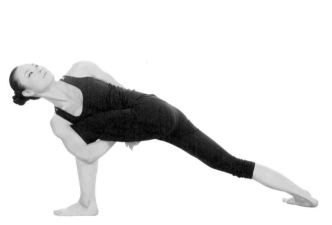

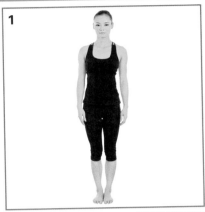

→ 难度 ★★★

动作

1 以山式站立。

2 深吸气，跳步分开双腿，双脚相距 120 ~ 135 厘米。两臂侧平举，与肩齐高，手心朝下。

3 呼气，右脚向右转 90 度，左脚向右转 60 度，完全伸展，膝部绷直；屈右膝，大腿平行于地面，与小腿成直角；左腿向右倾斜，绷直；呼气，向右扭转躯体，右臂放于背后，左臂向前绕过右膝，使左腋抵在右膝上，左手从右膝窝下面穿过，伸向右手，并握紧右手手腕；头部略向右转，双眼视线朝上，脊柱绷直。

4 保持这个体式 30 ~ 60 秒，正常地呼吸。

5 呼气，左手松开右手手腕，抬起躯干，转回正面，绷直右膝，双臂侧平举，与肩同高。

6 躯干向左扭转，换左侧重复这个体式，保持相同的时间，正常地呼吸。

7 呼气，右手松开左手手腕，抬起躯干，转回正面，绷直左膝，双臂侧平举，与肩同高。回到山式站立，放松。

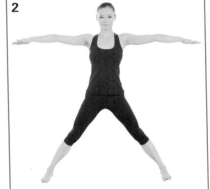

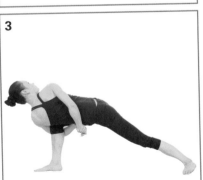

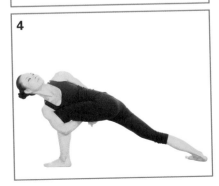

鸟王式

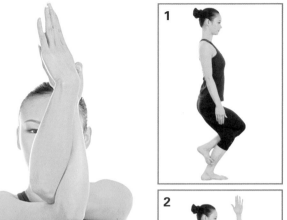

动作

1 山式站立。弯曲左膝，把右腿绕过左膝叠放在左大腿上，注意将右大腿的后部放在左大腿的前部，右脚放在左小腿后，使右脚胫骨紧贴左小腿，右脚脚趾钩住左脚脚踝内侧上部，使右腿完全盘绕在左腿上，保持身体平衡。

2 左手屈肘向上，上臂与胸齐平，前臂与地面垂直。

3 右手屈肘，绕过左肘下方，再向上与左手合掌，使左肘放在右上臂的前部，接近肘关节处，左臂完全缠绕在右臂上。保持这个体式 15 ~ 20 秒，保持深长的呼吸。

4 放松双臂和腿部，回到山式站立。改换右腿站立，左腿缠绕右腿，右臂缠绕左臂，重复这个体式，保持相同的时间。放松双臂和腿部，回到山式站立。

→ 难度 ★ ★ ★ ★

🔒 **益处**
　　这个体势具有强健脚踝、消除肩部僵硬、缓解腿部抽筋带来的疼痛以及预防小腿肌肉抽筋的作用。

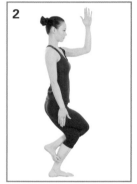

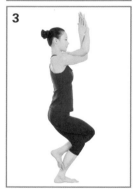

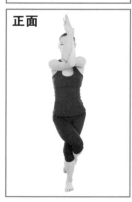

正面

倒箭式

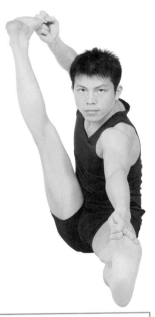

动作

1 以手杖式坐在地面上，双腿向前伸直。双手大拇指、食指和中指分别夹住同边的大脚趾，双臂绷直。

2 吸气，弯曲右膝和右肘，同时抬起右脚，保持一个呼吸的时间。再次呼气，拉动右臂向后向上，同时拉伸右脚，直至脚后跟贴近右耳。整个过程中，左腿始终保持伸直，腿后部紧贴地面，膝盖不要弯曲，右手也不要松开大脚趾。保持这个体式 15 ~ 20 秒，正常地呼吸。

3 继续吸气，右腿向上伸展，保持一个呼吸的时间。呼气，继续向后拉右腿，直至伸直。继续抓住双脚脚趾，双腿完全伸展，膝盖不要弯曲。保持这个体式 10 ~ 15 秒，正常地呼吸。

4 呼气，弯曲右腿，把右脚脚后跟重新拉回右耳边，然后慢慢放回地面，双腿伸展，恢复手杖式坐立。换弯曲左腿重复这个体式。

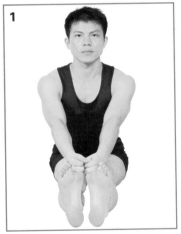

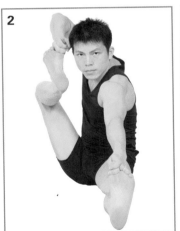

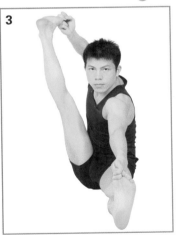

→ 难度 ★ ★ ★ ★

𝕹 注意事项

　　刚开始练习这个体式时，你可能只能做到动作 2，动作 3 是需要练习一段时间后才能掌握的。

𝓛 益处

　　这个体式可使腿部肌肉更加灵活，让脊柱的下部得到很好的锻炼。腹部肌肉得到收缩，有益于肠的蠕动。

趾尖式第一式

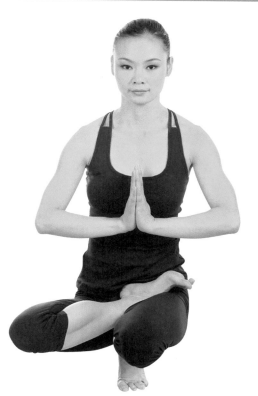

动作

1 山式站立。将右脚提至左大腿根部，右膝垂直向下，左手握住右脚掌。

2 吸气，双手合十延伸至头顶，胸腔打开，身体向上伸展。呼气，从腰部开始向前弯曲躯干，双手触地。将身体重量放在双掌和左脚上，保持平衡。

3 放低臀部，左脚跟抬起，让臀部坐在脚跟上。右膝外展与地面水平，右脚不要离开左腿根部，用手指和左脚脚掌控制好平衡。感觉平衡时，慢慢将手离开地面，放于胸前合掌。保持 10 ~ 30 秒，均匀地呼吸。

4 双手放体前，吸气，支撑身体慢慢起来，右腿落下，身体放松，回到山式站立。换另一侧重复这个体式。

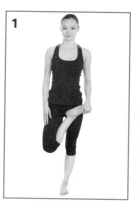
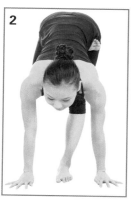
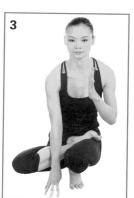
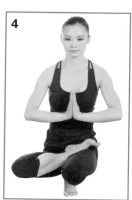

→ 难度 ★ ★ ★ ★

益处

这个体式能提高自身对身体的控制能力。加强脚趾关节、脚踝、脚腕及跟腱的力量，促进脑部的发育，提高记忆力，平和心境。

趾尖式第二式

动作

1 首先完成趾尖式第一式。在这个姿势上停留几秒钟，保持身体平衡。

2 右臂向后伸展，绕过背部，抓住右脚前部。保持这个体式 10 到 30 秒钟，正常地呼吸。

3 双手放体前，吸气，支撑身体慢慢起来，右腿落下，身体放松，回到山式站立。换另一侧重复这个体式。

→ 难度 ★★★★

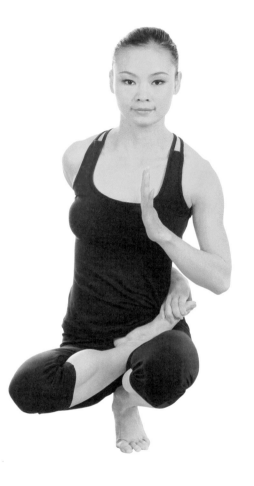

1-1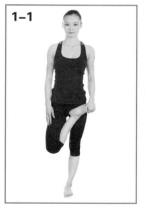

1-2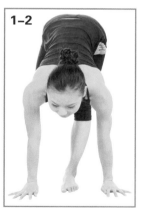

1-3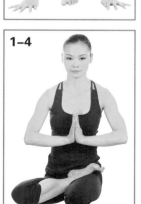

1-4

2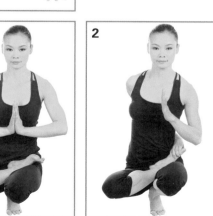

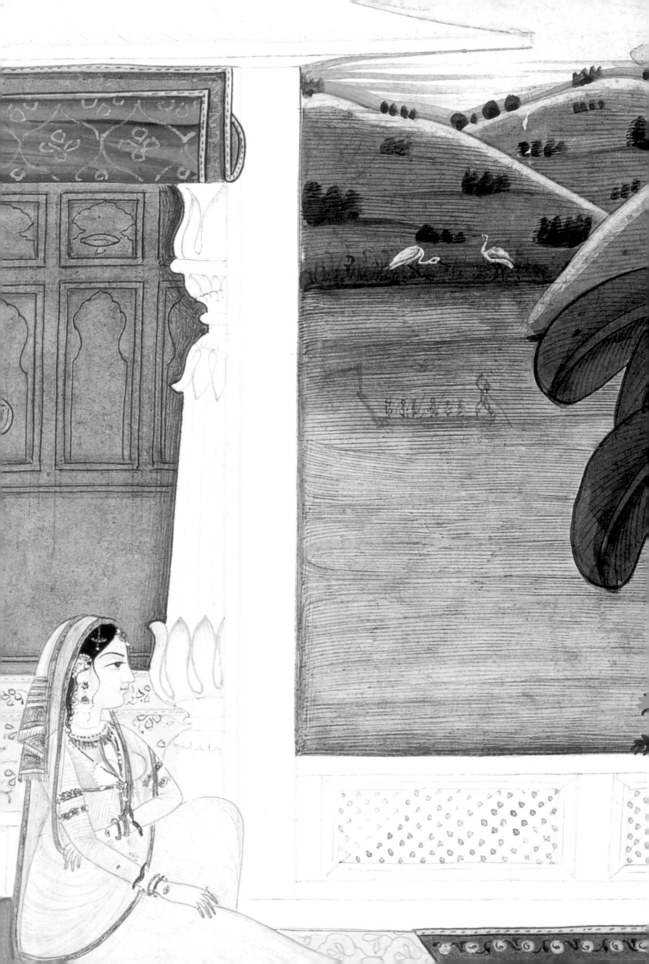

支撑平衡 Balance Asanas

卧毗湿奴式

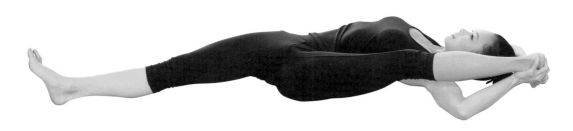

　　据说，恶魔之王帕拉达的孙子巴里通过苦修使自己的力量不断强大，以至于威胁到众神。于是，众神不得不向毗湿奴求救。毗湿奴下凡到人间，托生为婆罗门圣哲卡西雅伯和他妻子阿底提所生的侏儒儿子。在巴里举行的一次祭牲大会上，毗湿奴以侏儒瓦曼那瓦塔尔的身份出现在巴里面前，并向巴里要求，他跨三步，三步内的土地都归他所有。一向以慷慨著称的巴里听到这个要求后毫不犹豫地答应了。于是侏儒变成高大强壮的身形，走了三大步。第一步覆盖了整个人间，第二步则覆盖了天堂。结果已经没有任何地方可以再迈出第三步了，于是，毗湿奴将迈出的脚踩在巴里的头上，将他遣送到了地狱，让他做了地狱的统治者。这样整个宇宙再次归于众神。这个体式便是献给毗湿奴的侏儒人形化身瓦曼那瓦塔尔的。

动作

1 平躺在地面上，双腿伸直。

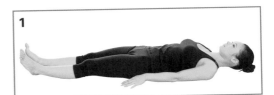

2 抬高左腿，脚底朝上，双手握住左脚掌，向头部方向伸展，保持双膝、双肘绷直。

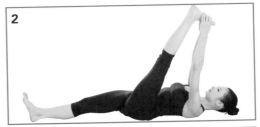

3 呼气，双手握住左脚，将左腿拉过头顶，使左脚大脚趾触地，左小腿内侧贴着左耳，双肘向体侧展开，右腿始终保持挺直。尽可能地保持这个体式，正常地呼吸。

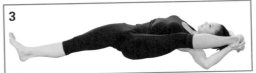

4 双手松开左脚，左腿放回到地面上。换右腿在右侧重复这个体式。

→ 难度 ★ ★ ★ ★

益处
　　在这个体式中，双腿完全伸展，能预防和治疗疝气。这个体式还能控制性欲，从而使精神保持平和宁静。

四肢支撑式

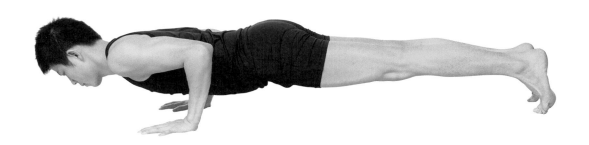

动作

1 脸朝下，俯卧于地。手掌放于胸侧，双脚分开，保持约30厘米的距离。呼气，肘部绷直，手掌和脚掌撑地，将身体抬离地面，使其保持伸展挺直。

2 弯曲双肘，身体下压，膝盖绷直，脚趾蹬地，使下巴、上臂、躯干、双腿与地面平行，保持身体的平衡。保持这个体式30秒钟，正常地呼吸。

3 身体回到地面上，放松。

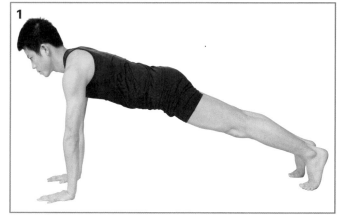

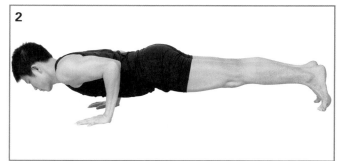

→ 难度 ★ ★ ★ ★

益处
这个体式能够加强手臂的力量，增加腕部的灵活性，还能锻炼腹部器官。

莲花支撑式

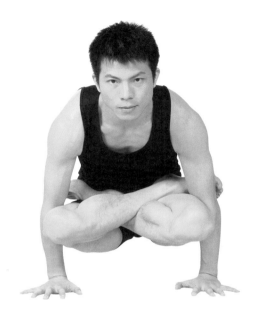

动作

1 以莲花坐姿坐下，双手放在大腿两侧，十指张开。

2 抬高双膝，大腿靠近腹部，仅以臀部着地，躯干保持挺直。

3 吸气，伸展手臂，抬起躯干，仅以双手支撑全身重量，并保持身体平衡。尽所能地保持这个体式，正常地呼吸。

4 放低臀部，回到地面，松开交叉的双脚。调换双腿交叉的位置，重复这个体式。

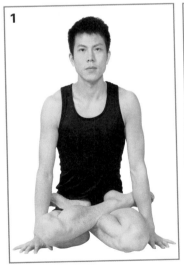
1

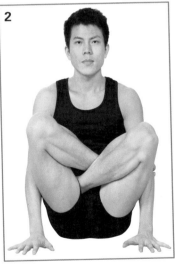
2

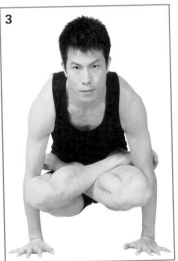
3

→ 难度 ★ ★ ★ ★

益处

这个体式可以增强腕部、手部和腹部的力量。同时可以很好地改善消化不良、胃胀气等消化系统问题。

狮子第一式

据说，恶魔国王希兰亚·卡西普曾获得了梵天的恩惠，保证他无论是白天或黑夜，在屋外还是屋内，在水上还是陆地上，都不会被神、人或兽所杀。恶魔国王于是开始肆无忌惮地迫害众神和人类，甚至包括他自己虔诚奉教的儿子普拉拉达，普拉拉达是毗湿奴最虔诚的信徒。普拉拉达受尽了各种暴行和折磨，但是在毗湿奴的关照下，他越挫越勇，并更加虔诚地布道，宣扬毗湿奴的无所不在和全知全能。盛怒之下，希兰亚·卡西普问他的儿子，假如毗湿奴无所不在，为什么他无法在宫殿门廊的柱子里看到这位神呢？这位恶魔国王轻蔑地踢了柱子一脚，向他的儿子证明他信仰的荒谬。当普拉拉达向毗湿奴寻求帮助之时，毗湿奴突然以一种令人畏惧的身形（上半身为狮身而下半身则是人身）破柱而出，然后坐在门槛处，把恶魔国王放在大腿上撕成了碎片。这个姿势就是献给毗湿奴的人狮化身的。半人半狮化身还经常出现在印度雕塑中，其中规模最大的一组位于埃洛拉石窟中。

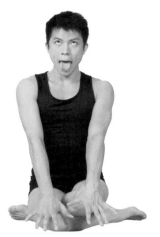

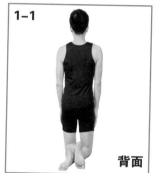

1–1

背面

动作

1 坐在地面上，双腿向前伸直。抬起臀部，弯曲右膝，将右脚放在左臀下；弯曲左膝，将左脚放在右臀下，右脚脚踝在左脚脚踝下。身体坐在脚后跟上，将身体的重量放在大腿和膝盖处。

2 背部挺直，双手手掌分别放在同侧膝盖上，双肘挺直。张大嘴巴，伸出舌头，尽可能地让舌头向下伸展。双眼注视眉心或者鼻尖。保持这个体式 30 秒钟，用嘴呼吸。

3 舌头收回口中，双手从膝盖上移开，伸直双腿。交换双腿的位置，重复这个体式。

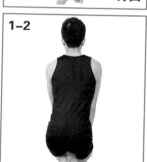
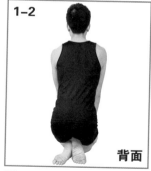

1–2

背面

→ 难度 ★ ★ ★ ★

益处

这个体式可以治疗口臭，清洁舌头。坚持练习，可以帮助口吃者讲话更加清晰。此外，这个体式还有助于练习者更好地掌握三种收束法。

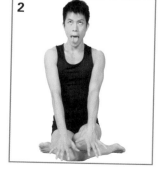

2

狮子第二式

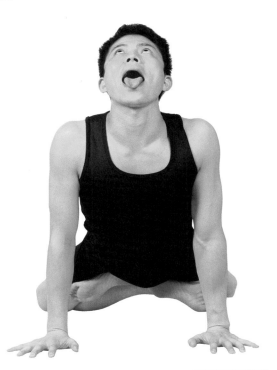

动作

1 以莲花坐姿坐下，双掌自然放于大腿两侧。

2 手臂朝前伸展，躯干前倾，放在身体前方的地面上。以膝盖支撑身体立起。

3 骨盆尽量向下压，收缩臀部使后背伸展，手臂完全伸展，身体的重量落于手掌和膝盖。伸展颈部，张大嘴巴，伸出舌头尽力向下伸展，双眼注视眉心或者鼻尖。保持这个体式 30 秒钟，用嘴呼吸。

4 舌头缩回口中，躯干后移，逐步回到莲花坐姿。调换双腿的位置，重复这个体式。

1	2	3
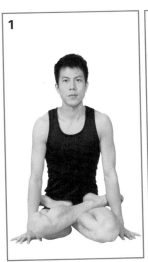	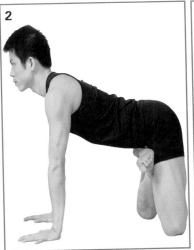	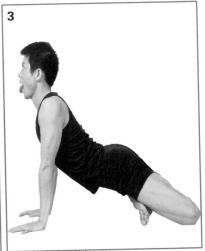

→ 难度 ★ ★ ★

⚡ 益处

这个体式不仅可以缓解尾骨的疼痛，帮助恢复错位的尾骨，还可以锻炼肝脏，控制胆汁的分泌。同时这个体式也可以治疗口臭，帮助口吃者提高说话的能力。

后仰支架式

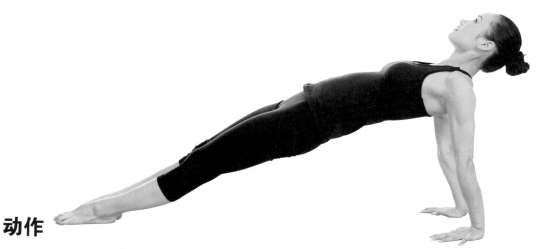

动作

1 坐在地面上，双脚并拢，向前伸直。躯干向后倾斜，手掌放在背后的地面上，手指指向脚部方向，双臂绷直。

2 将身体重量放在双手和双脚上，吸气，抬起臀部，伸直双腿和双臂，躯干和腿呈一条直线。

3 双脚放低，脚掌和脚趾紧压地面，进一步抬升身体，使双臂和双腿完全伸展，膝盖和肘部保持绷直。伸展颈部，双眼视线朝上。保持这个体式 60 秒，正常地呼吸。

4 呼气，弯曲双肘，放低双腿和躯干，坐回到地面上，放松。

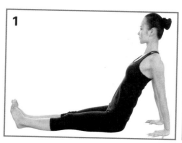
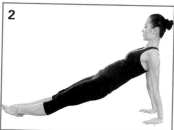
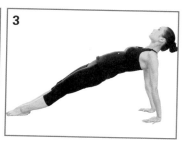

→ 难度 ★ ★ ★

益处

这个体式能够增强手腕和脚踝的力量，改善肩关节的灵活度，让胸部得到完全的扩展。同时，它还能缓解由于练习其他更为强烈的前曲体式所造成的疲乏。

上伸腿式

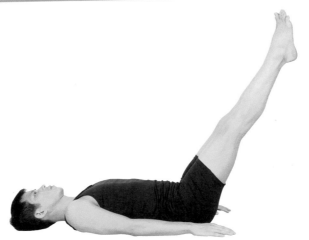

动作

1 平躺在地面上，双腿并拢，膝盖绷直。双手自然放在身体两侧。

2 吸气，双腿上抬，与地面呈 30 度角，保持这个体式 15 ~ 20 秒，正常地呼吸。

3 再次呼气，把双腿上抬到 60 度，保持 15 ~ 20 秒，正常地呼吸。呼气，双腿缓缓放低，回到地面，放松。

4 可多次重复从第 2 步到第 3 步的动作。

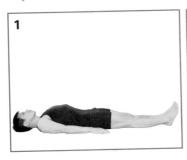
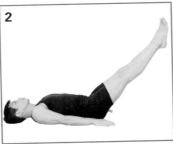
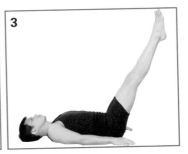

→ 难度 ★ ★ ★ ★

🔯 **注意事项**

假如无法一次性完成上面所有的动作，可以分两次做这个体式，间隔时休息。

🔒 **益处**

这个体式有助于减去腹部多余脂肪，增强腰部力量，锻炼腹部器官，缓解胃部胀气等疾患。

拱背伸腿式

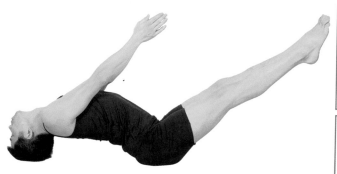

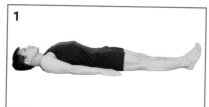

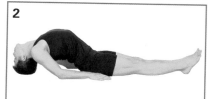

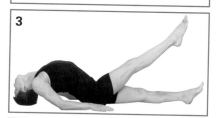

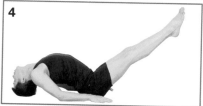

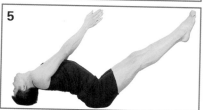

动作

1 平躺在地面上，双臂自然放于身体两侧，双腿并拢，膝盖绷紧。深呼吸 3 ~ 4 次。

2 吸气，拱起背部，同时伸展颈部，头部尽量向背部移动，直至头顶抵在地面上。

3 伸展背部，再次吸气，抬升右腿，使右腿与地面形成 45 ~ 50 度的角。

4 然后抬升左腿，与右腿相靠，双腿伸直，膝盖绷直，大腿、膝盖、脚踝到脚部都要完全并拢。

5 保持身体平衡，抬双臂，双掌相合，双肘绷直，双臂与双腿平行，肋骨完全伸展，以头部和臀部支撑平衡。保持这个体式 30 秒钟，正常地呼吸。

6 呼气，放低双腿、双臂，回到地面，放松头部、躯干，躺在地面上，放松。

→ 难度 ★ ★ ★ ★

注意事项

假如对把头顶放在地面上的动作感到困难，可以先把双手放在头的两侧，抬颈部，通过背部和腰部拱起，尽量把头部向后拉伸。然后双臂回到体侧，呼吸 2 ~ 3 次。

益处

这个体式能够使胸腔和腹部肌肉得到完全伸展，脊柱得到锻炼，还能增强颈部和后背的力量，促进甲状腺得到充足的血液供应。

单臂支撑式

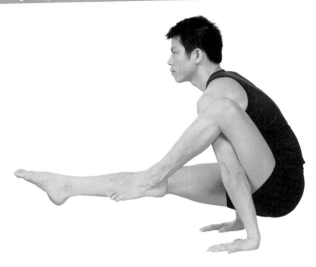

动作

1 以手杖式坐在地面上，双腿向前伸直，双手放于大腿两侧的地面上，十指张开。

2 抬升左腿，屈左膝，从后往前绕过左臂，使左大腿后部靠着左上臂后部，尽力抬高左腿。

3 双掌撑地，双肘绷直。吸气，身体从地面抬起，右腿绷直，与地面平行。双臂支撑身体的重量，保持平衡。保持这个体式 20 ~ 30 秒，正常地呼吸。

4 呼气，弯曲双肘，身体坐回地面上，放松双臂，左腿回到地面，向前伸直。换右腿弯曲，重复这个体式。

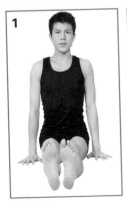
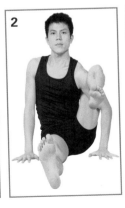
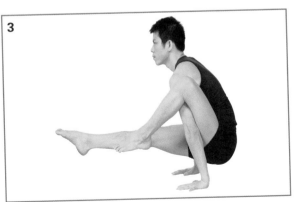

→ 难度 ★ ★ ★ ★

益处
这个体式能够强健手臂，锻炼腹部器官，灵活髋关节，改善消化不良的情况。

手抓脚侧板式

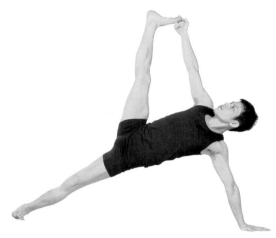

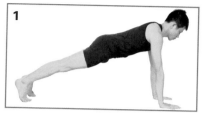

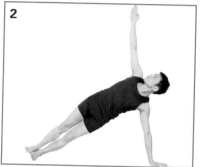

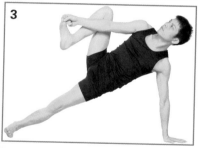

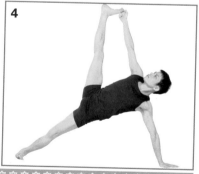

动作

1　山式站立。身体前倾，双手放在地面上，双腿向后迈
60～75厘米，并拢双腿，绷直膝盖，脚趾紧压地面，
手臂伸直。

2　整个身体向左倾斜，带动双脚右转90度。左脚外侧牢
牢地抵在地面上，把右脚放在左脚上，以左手、左脚支
撑身体的重量，右臂向上伸展，与左臂成一条直线，双眼看向
右手手掌，躯干保持绷直。

3　呼气，屈右膝，脚趾和膝盖朝上，右手用大拇指、食指
和中指勾住右脚大脚趾。

4　右手抓住右脚大脚趾，吸气，垂直向上拉伸右臂和右腿，
使右臂和右腿完全绷直，保持身体平衡。在这个体式上
保持20～30秒钟，深长地呼吸。

5　呼气，右手松开右脚大脚趾，右脚回到左脚上。逐步回
到动作1。然后身体朝右侧倾斜，在身体右侧重复这个
体式。

→ 难度 ★ ★ ★

🜚 注意事项

为了保持平衡，刚开始可以靠墙练习这个体式，用脚的内侧抵住墙壁，以保持身体的
平衡。

🜛 益处

这个体式能够增强手腕力量，锻炼腿部肌肉，强健腰部和尾骨区域。

燕子式

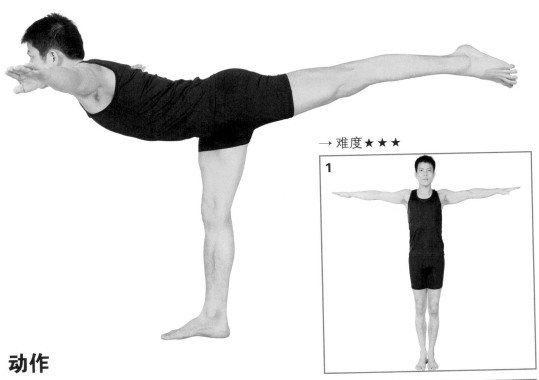

→ 难度 ★ ★ ★

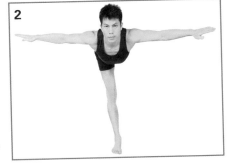

动作

1 山式站立，双臂侧平举，掌心朝下。

2 抬升左腿向后伸展，达到与地面平行的高度，同时带动躯干和头部前倾，躯干与地面平行。右腿绷直，右脚紧压地面，保持身体平衡。保持这个体式30 ~ 60秒，正常地呼吸。

3 放低左腿，抬起躯干，回到动作1。换右腿向后抬升，重复这个体式。

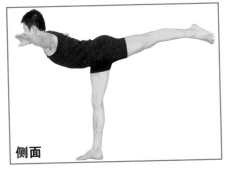

侧面

孔雀起舞式

动作

1 双膝并拢，跪在地面上，脚后跟朝上，脚尖点地；身体前倾，躯干与地面平行，脸朝下，颈部绷直；屈肘向后弯，肘部落于肩膀下方地面上，前臂和手掌贴地，手指指向前方，双肘间的距离不要超过肩宽。

2 吸气，抬升双膝离地，双腿分开，躯干向下前屈。

3 吸气，双腿依次向上伸展，直至与地面垂直，膝盖和脚踝并拢，脚趾朝上。绷紧臀部和膝部，大腿绷紧，双肩和胸部垂直向上伸展，尽量抬起头部，保持身体平衡。尽所能地保持这个体式约30秒，尽量保持正常地呼吸。

4 呼气，弯曲双膝，从肩部脊柱伸展，放下双脚直至脚后跟放在头顶上。两膝和两脚踝并拢，脚趾朝前。两腿从脚后跟到膝盖与头部垂直，胫骨与上臂保持平行。尽量保持正常地呼吸。

5 移动双脚离开头顶，伸展双腿回到地面上，放松双臂和躯干，休息。

→ 难度 ★ ★ ★ ★

益处
　　这个体式能够锻炼肩部、背部和腹部的肌肉，增强脊柱和髋关节的灵活性。

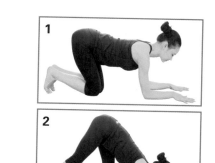
1

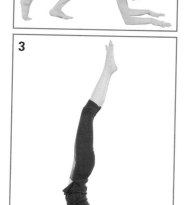
2

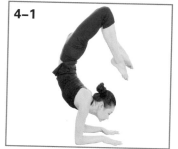
3

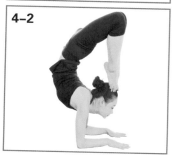
4-1

4-2

倒立 Handstand Asanas

头倒立第一式

→ 难度 ★ ★ ★

动作

1 双膝并拢，跪在地面上。躯干前倾，腹部紧贴大腿，背部保持平直，屈肘环抱，左手抓住右上臂靠近肘部的位置，右手抓住左上臂靠近肘部的位置。前臂放于地面上，两肘之间的距离不超过肩宽。

2 将双手解开，十指相握，使手掌呈杯形，将相扣的双手置于地面上，抬起臀部，膝盖向头部移动，身体前倾，头顶落在地面上，头部后侧抵住双手形成的杯形中。

3 脚前掌踩地，吸气，伸直双膝，脚跟抬离地面，双脚朝头部方向移动，直至从头部到后腰的整个背部呈一条直线，与地面垂直。双腿绷直，脚尖触地，深长地呼吸。

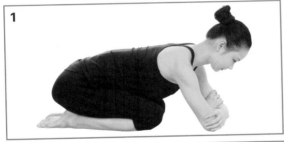

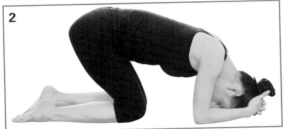

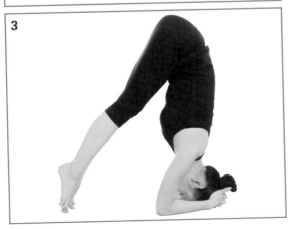

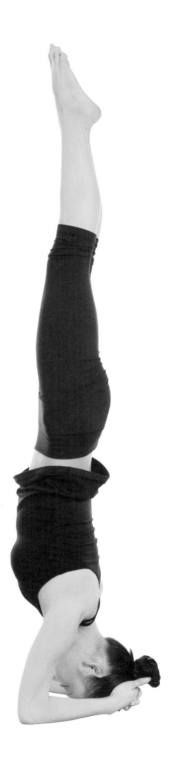

4 呼气，弯曲右膝，膝盖朝下，脚尖朝上，双手扣紧头部，保持身体平衡。然后弯曲左膝，使双腿的大腿、膝部和脚趾并拢。

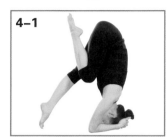

4-1

5 继续向上移动双膝，直至双膝朝向天花板。稍作停留，然后伸直膝盖，使大腿与小腿呈一条直线，收紧双膝，脚尖指向天花板。整个过程中，躯干不要移动，这样整个身体与地面垂直。保持身体平衡，保持这个体式 1 ~ 5 分钟，均匀地呼吸。

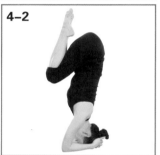

4-2

6 保持双腿伸直并拢，双腿下落直至脚趾着地。屈膝、跪立，坐在小腿上，前额着地，停留数秒钟，然后以英雄坐坐起。

→ 难度 ★ ★ ★ ★

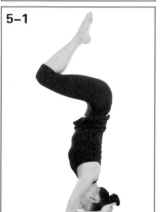

5-1

注意事项

初学者必须在有朋友的辅助下或者背靠墙进行这个体式的练习。在背靠墙练习时，练习者的头部与墙之间的距离不应该超过5 ~ 7厘米。如果距离太远，会造成脊柱弯曲、腹部突出，身体的重量压在肘部，从而使头部无法稳固地放在地面上。如果身体失去平衡，需立即松开紧锁的双手，放松，弯曲膝盖，回到地面上。

如果患有高血压、颈椎关节强直、背痛、头痛或者偏头痛，要避免练习这个体式。在月经期间也不要练习。

益处

头倒立是最重要的瑜伽体式之一。这个体式能为脑细胞提供新鲜的血液。有规律地练习这个体式，能提高思维的清晰度，增强专注力和记忆力。还能强健肺部，促进脑垂体和松果体正常运作。

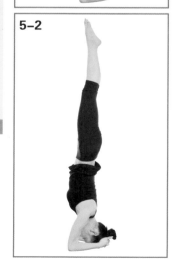

5-2

头倒立第二式

动作

1 双膝并拢，跪在地面上。身体前倾。双手屈肘放于膝盖前方地面，手指指向前方，双掌之间的距离不超过肩宽。头顶接触地面，在两手中心的位置。

2 将身体重量移至头部和双臂，头部下压，伸展背部。呼气，抬起臀部，抬高躯干直至与地面垂直；同时双膝离地，双腿伸直，以脚尖触地。从手腕到肘部的整个前臂与地面垂直。保持这个姿势，呼吸3到4次。

3 吸气，双腿同时抬起，背部绷直，头顶、双臂和双掌用力压紧地面，保持身体平衡。

4 双腿继续向上伸展。再次吸气，脚趾向上，膝盖绷直，整个身体与地面垂直。保持身体平衡，保持这个体式1～5分钟，均匀地呼吸。

5 保持双腿伸直并拢，双腿下落直至脚趾着地。屈膝、跪立，坐在小腿上，前额着地，停留数秒钟，然后以英雄坐坐起。

→ 难度 ★ ★ ★ ★

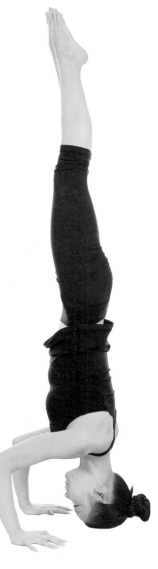

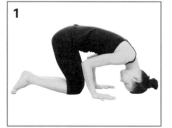

1

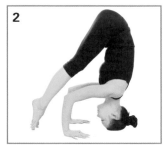

2

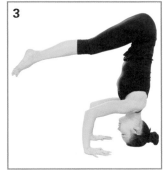

3

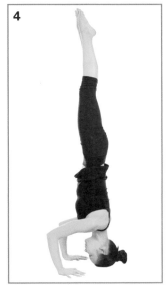

4

🐢 注意事项

在这个体式中，只有头顶和两手接触地面，手腕、肘部和前臂都应该与地面保持垂直，且双臂相互平行，同时上臂也应该与地面保持平行。

头倒立第三式

动作

1 双膝并拢，跪在地面上，前脚掌踩地；身体前倾，头顶接触地面。双手屈肘放于膝盖前方地面，手指指向后方，前额朝向手腕内侧，双掌之间的距离不超过肩宽。

→ 难度 ★★★★

2 将身体重量移至头部和双臂上，头部下压，伸展背部。呼气，抬起臀部，抬高躯干直至与地面垂直；同时双膝离地，双腿伸直，以脚尖触地，深长地呼吸。保持这个姿势，呼吸 3 ~ 4 次。

3 稳定地下压手腕和手掌，呼气，抬起双腿，背部绷直，头顶也用力压紧地面，保持身体平衡。

4 双腿继续向上伸展。再次呼气，脚趾向上，膝盖绷直，整个身体与地面垂直。双肘不要向两边撑开，保持身体平衡。保持这个体式 1 分钟，均匀地呼吸。

5 呼气，轻柔地放下双腿回到地面，屈膝、跪立，坐在小腿上，前额着地，停留数秒钟，然后以英雄坐坐起。

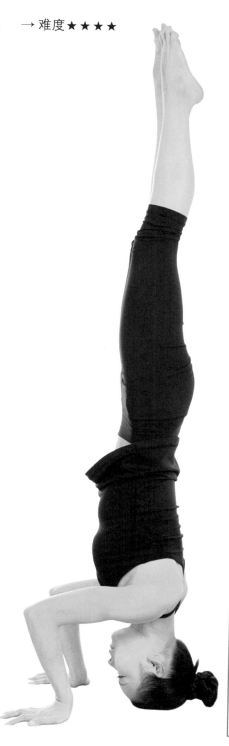

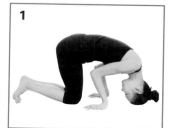

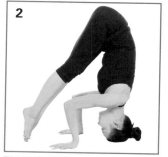

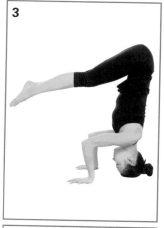

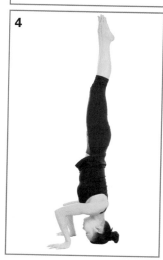

头倒立式第四式

动作

1 双膝并拢，跪在地面上。双臂交叉环抱，左手抓住右上臂靠近肘部的位置，右手抓住左上臂靠近肘部的位置。把交叉的前臂和双肘放在地面上，身体前倾，头部贴地，前额放在相互交叉的前臂后。

2 头部和双肘紧压地面，呼气，抬起臀部，抬高躯干直至与地面垂直；同时双膝离地，双腿伸直，以脚尖触地，深长地呼吸。

3 将身体重量完全移至头部和双臂上，向下压前额，呼气，轻柔地把躯干稍向后倾，同时双手抓紧双臂，双腿向上抬起伸直，直至与地面垂直。把背部向上伸展，保持身体平衡。保持这个体式 60 秒钟，深长地呼吸。

4 呼气，在不移动双肘的情况下，把臀部稍向后移动，轻柔地放下双腿回到地面，然后放下身体。在这个过程中，注意保持双腿伸直，膝盖不要弯曲。

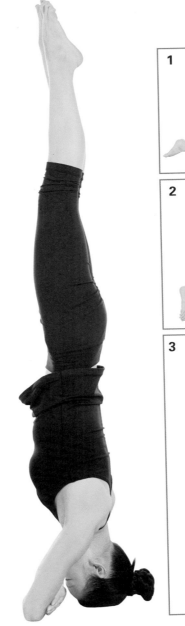

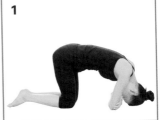

1

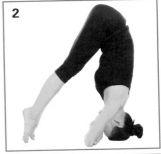

2

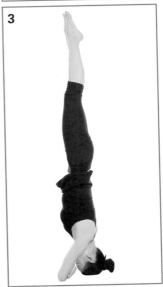

3

→ 难度 ★ ★ ★

注意事项

双腿与地面垂直后，颈部承受身体的力量，因此会有紧张感。这时应向上抬双腿直到颈部和前臂感到轻松。当感觉轻松时，要保证身体是笔直的。

头倒立第五式

动作

1 双膝并拢，跪在地面上，前脚掌踩地。身体前倾，头顶接触地面。双臂向后伸展，肘部绷直，双手放在双腿两侧，掌心贴地，手指指向脚部方向，两手腕的距离与肩同宽。

2 抬起臀部，抬高躯干直至与地面垂直；同时双膝离地，双腿伸直，以脚尖触地；双臂绷直，手腕轻柔地按压地面。

3 吸气，继续抬高双腿，同时保持身体平衡。

4 继续吸气，抬起双脚，双腿绷直，缓缓地抬起直至双腿与地面垂直。手臂伸直，肘部外展，向上展肩，尽量远离地面，手腕的位置不要移动。保持这个体式 60 秒钟，正常地呼吸。

5 呼气，臀部稍向后摆，双腿逐步放下回到地面，身体重量稍放在手腕上，然后头部离开地面，坐下，放松。

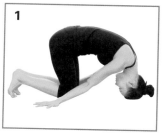

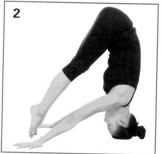

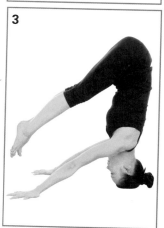

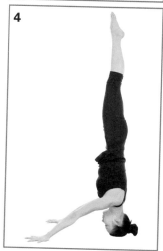

→ 难度 ★★★★
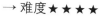

🔟 **注意事项**

　　练习者应该循序渐进地掌握该体式，否则练习者会感到颈部和肩部紧张。

头倒立第六式

动作

1 双膝并拢，跪在地面上，前脚掌踩地。身体前倾，头顶放在地面上。双臂向后伸展，肘部绷直，双手放在双腿两侧，手背贴地，手指指向脚部方向，两手腕的距离与肩同宽。抬起臀部，抬高躯干直至与地面垂直；同时双膝离地，双腿伸直，以脚尖触地；双臂绷直，手腕轻柔地按压地面。

2 吸气，继续抬高双腿，同时保持身体平衡。继续吸气，抬起双脚，双腿绷直，缓缓地抬起直至双腿与地面垂直。手臂伸直，肘部外展，向上展肩，尽量远离地面，手腕的位置不要移动。保持这个体式60秒钟，正常地呼吸。

3 呼气，臀部稍向后摆，双腿逐步放下回到地面，身体重量稍放在手腕上，然后头部离开地面，坐下，放松。

→ 难度 ★ ★ ★ ★

九 注意事项

这个体式与头倒立第五式的不同在于该式是用手背触地。

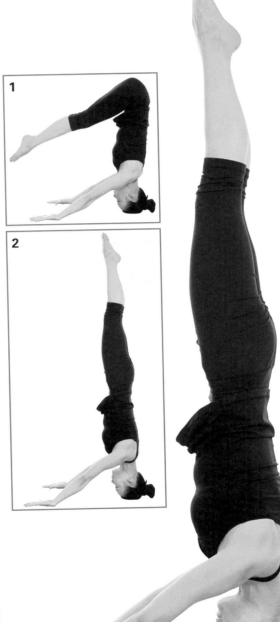

头倒立第七式

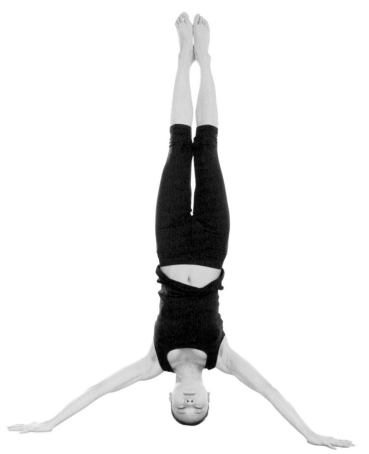

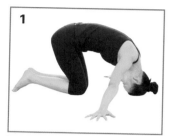

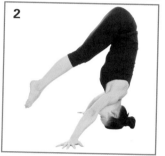

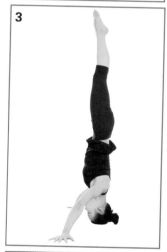

→ 难度 ★ ★ ★ ★

动作

1 双脚并拢，跪在地面上，脚尖触地。身体前屈，头顶接触地面。双臂向体侧完全伸展，肘部绷直，双手放在肩部两侧的地面上，掌心贴地，十指张开。

2 抬起臀部，抬高躯干直至与地面垂直；同时双膝离地，双腿伸直，脊柱向上伸展，双脚离开地面；双臂绷直，双掌轻压地面。

3 将身体重量完全移至头部和双臂上，吸气，双腿绷直，缓缓地抬起直至双腿与地面垂直。肩部外展，手掌紧压地面，保持身体平衡。保持这个体式 60 秒钟，正常地呼吸。

4 呼气，臀部稍向后摆，双腿逐步放下回到地面，将身体重量稍放在手腕上，然后头部离开地面，坐下，放松。

正面

头倒立第八式

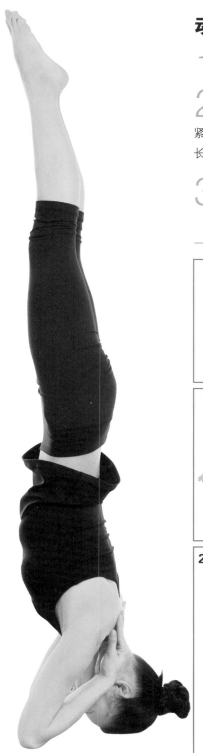

动作

1 首先完成头倒立第一式。

2 解开双手，右手慢慢移向右肩，指尖轻触右肩胛骨，然后左手慢慢移向左肩，指尖轻触左肩胛骨。双肘和头部紧压地面，以保持身体平衡。保持这个体式 30 ~ 60 秒钟，深长呼吸。

3 呼气，双手前臂回到地面上，双腿下压，臀部向后移动，身体逐步回到地面上，抬起头部，放松。

→ 难度★★★★

1–1
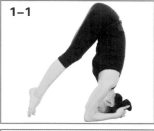

1–2
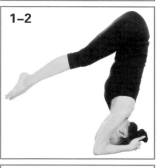

1–3
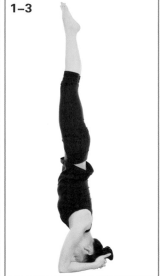

2
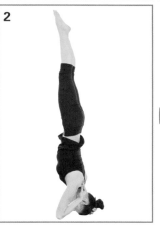

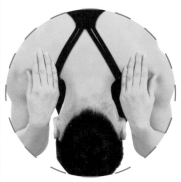
手部特写

头倒立第九式

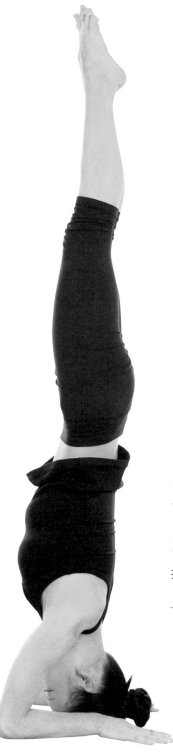

动作

1 双膝并拢，跪在地面上；身体前倾，头顶放在地面上；屈肘向后弯，前臂放于头部两侧，手掌贴地，手指指向前方，双肘之间的距离不应超过肩宽。

2 头部下压，双掌轻压地面，抬起臀部和躯干，同时双膝离地，双腿伸直，脊柱向上伸展，脚尖触地。保持这个姿势，呼吸3～4次。

3 呼气，弯曲右膝，小腿向上伸展，脚尖朝上，脚后跟向右臀靠近，保持身体平衡。然后弯曲左膝，左小腿与右小腿并拢，使双腿膝盖、脚踝、大脚趾都靠在一起。脊柱向上伸展，使躯干与地面垂直。

4 吸气，前臂与双掌紧压地面，双腿向上伸展，膝部绷直，整个身体与地面保持垂直。保持这个体式60秒钟，均匀地呼吸。

5 呼气，双腿下压，臀部向后移动，身体逐步回到地面上，抬起头部，放松。

→ 难度 ★★★★

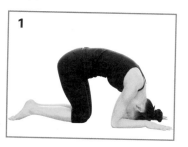
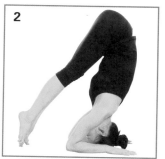
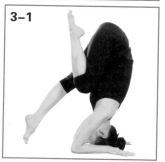
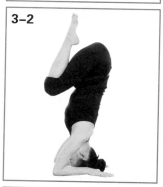
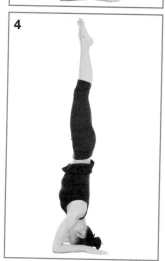

扭转侧倒立式

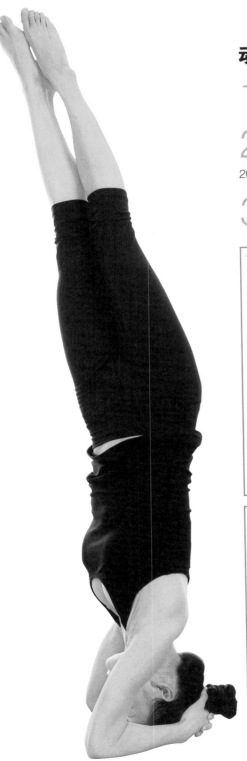

动作

1 首先完成头倒立第一式。

2 保持手部和头部的姿势，呼气，脊柱向右扭转，双腿和肚脐重心从原来的位置向右扭转约90度。保持这个体式20～30秒，正常地呼吸。

3 呼气，回到头倒立第一式，保持一个呼吸的时间。呼气，脊柱向左侧扭转，重复这个体式。

1-1

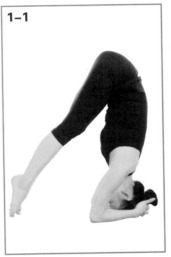

1-2

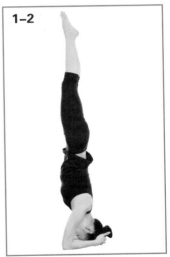

2

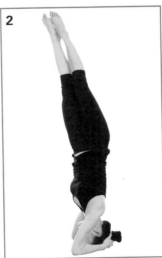

→ 难度 ★ ★ ★ ★

益处
这个体式能增强脊柱力量，增加脊柱弹性。

扭转倒立式

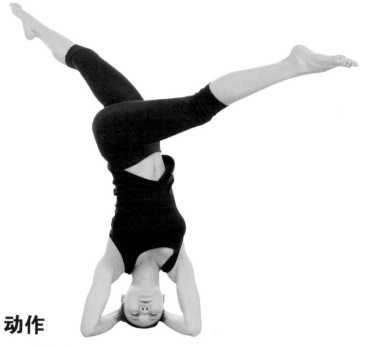

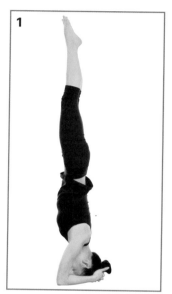

动作

1 首先完成头倒立第一式。

2 双腿分开，左腿朝前，右腿朝后。然后呼气，脊柱向右扭转，双腿和肚脐重心从原来的位置向右扭转约 90 度。保持这个体式 20 ~ 30 秒，正常地呼吸。

3 呼气，回到头倒立第一式。然后右腿朝前，左腿朝后，朝左侧扭转脊柱，重复这个体式。

→ 难度 ★ ★ ★ ★

正面

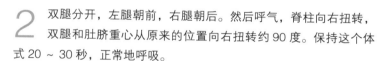
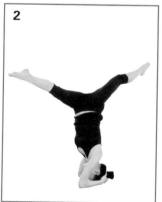
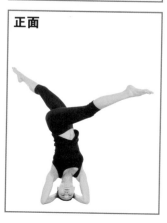

🜔 注意事项

扭转的过程中，通过绷紧腿部肌肉、膝盖和小腿，保持双腿绷直。

⚛ 益处

这个体式可以强健腿部肌肉，增强肾脏、膀胱、前列腺和肠胃的功能。

单腿倒立式

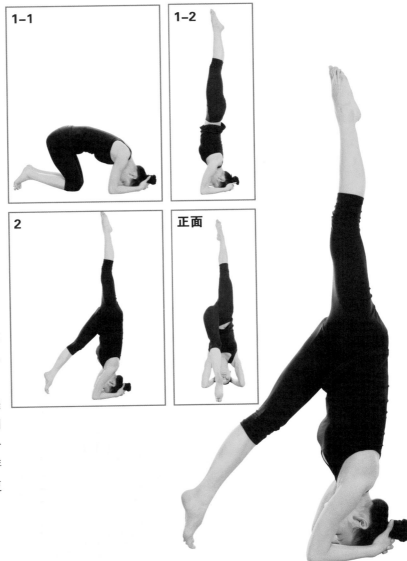

1-1

1-2

2

正面

动作

1 首先完成头倒立第一式。

2 呼气，放低左腿至头前方，右腿保持垂直向上。保持双腿绷直，大腿后部肌肉伸展；膝盖和脚趾在一条直线上，不要向一侧倾斜。保持这个体式10 ~ 20分钟，深长地呼吸。

3 吸气，抬起左腿向上伸展，回到倒立第一式。完成几个深长的呼吸后再次呼气，换右腿放低，重复这个体式。

→ 难度★★★★

几 注意事项

在这个体式中，放下和抬起双腿时，一定要保持双腿绷直，使双腿大腿后部的肌肉伸展；同时下腹中部区域的肌肉也要绷紧。如果膝盖弯曲，就会失去平衡。另外，因为这个体式有一定的难度，因此刚开始练习时，练习者可能无法单腿碰触到地面，但只要坚持练习，就能完成这个体式。

益处

这个体式能够加强颈部以及腹壁的力量，有助于增强腹部器官的功能。

侧单腿倒立式

动作

1 首先完成单腿倒立式。

2 呼气，伸展双腿后部肌肉，收紧膝盖，收紧左腿腹股沟处的肌肉，将左腿放置于身体左侧，与头部在一条直线上。保持这个体式 10 ~ 20 分钟，深长地呼吸。

3 伸展腿筋和大腿，呼气，抬起左腿回到头倒立式，完成几次深长的呼吸。再次呼气，右腿向右侧地面放低，重复这个体式。

1–1
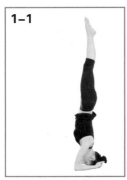

1–2
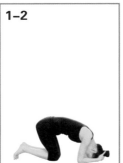

1–3
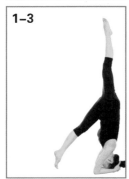

2
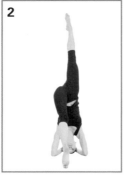

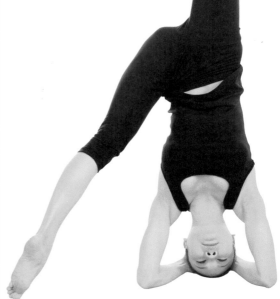

→ 难度 ★ ★ ★ ★

🍃 **注意事项**
在放低和抬起双腿，或者将要失去平衡时，不要弯曲膝盖。这个体式比单腿倒立式更难。

🍃 **益处**
这个体式可以使颈部、腹部和大腿更加有力，同时还增强了脊柱的柔韧度。

双角犁式

动作

1 首先完成犁式。

2 弯曲双肘，上臂贴地，把手掌放在肋骨后，肩膀仍放在地面上。向上提拉躯干，与地面垂直。分开双腿，向头部两侧伸展，保持双腿绷直，大脚趾触地，脚后跟提起。

3 保持身体平衡，双手沿地面向前伸展，用右手去触碰右脚大脚趾，左手去触碰左脚大脚趾。进一步向上提升脊柱，伸展腿部肌腱。保持这个体式 20 ~ 30 秒，正常地呼吸。

4 双腿并拢，身体逐步回到地面上，放松。

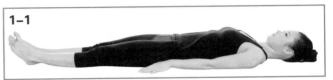

1-1

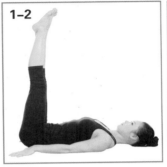

1-2

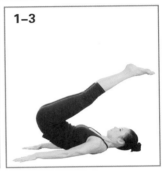

1-3

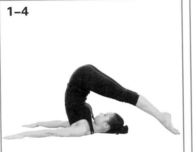

1-4

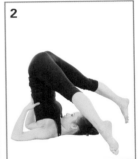

2

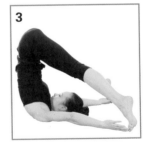

3

→ 难度 ★ ★ ★ ★

益处
这个体式能够增强双腿的力量，有助于收缩腹部器官，净化血液，让身心更加平静。

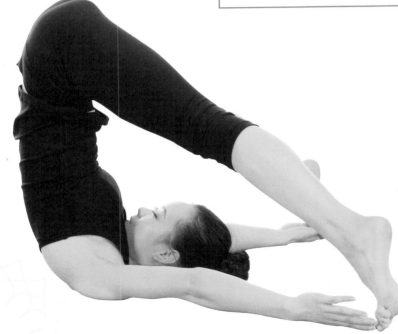

侧犁式

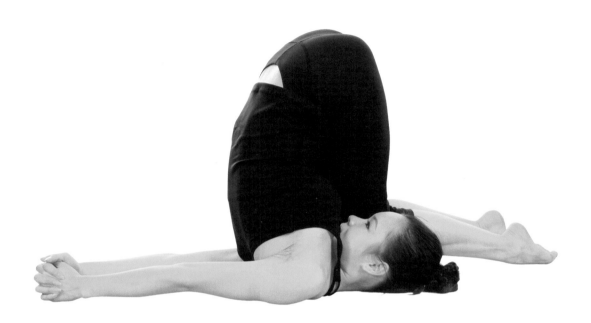

动作

1 首先完成双角犁式，弯曲手肘，把手掌放在肋骨后支撑背部，左脚向右脚靠拢，双腿伸展。

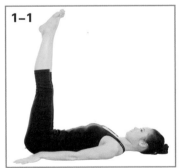

1–1

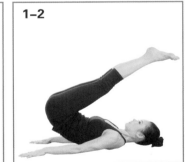

1–2

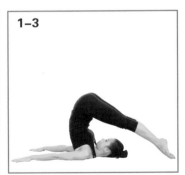

1–3

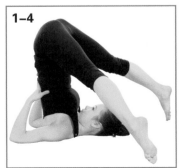

1–4

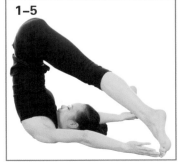

1–5

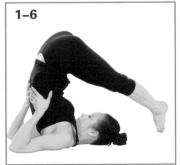

1–6

2 伸直手肘，双手十指相扣，平放在地面上。身体保持平衡，向上提伸脊柱，收紧双膝，把双腿尽可能地移向头顶右侧地面，伸展双腿。

3 双肩向地面下压，放低双膝到地面，左膝贴近右耳侧，脚背触地。保持这个体式20～30秒，正常地呼吸。

4 呼气，绷直双膝，双腿向左侧移动，直到与头部在一条直线上，保持这个体式30秒钟。

5 双腿向左右两侧尽力分开，挺直，双脚保持在一条直线上；换边重复练习第1到4步，使右腿向左腿靠拢，双脚置于头部左上侧；保持这个体式相同的时间，正常地呼吸。

6 呼气，绷直双膝，移动双腿，直到与头部在一条直线上，保持这个体式30秒钟。松开双手，身体逐步回到地面上，放松。

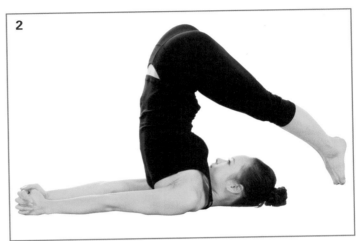

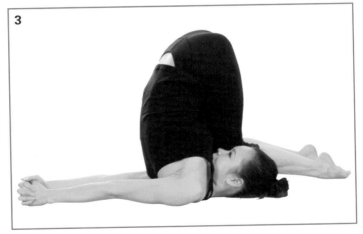

→ 难度★★★★

注意事项
在移动双腿时不要改变胸部和躯干的位置，要始终保持挺直。

益处
这个体式能使脊柱变得更有弹性，加速身体内毒素的排出。患有急性或慢性便秘的患者能从中获得很大的益处。

无支撑肩倒立第一式

动作

1 首先完成肩倒立第一式。

2 双手从背部放下，伸展过头，把伸展的手臂放在地面上，双手的距离不超过肩宽。保持这个体式 60 秒钟，正常地呼吸。

3 放低双腿，臀部贴地，身体平躺回地面上，放松。

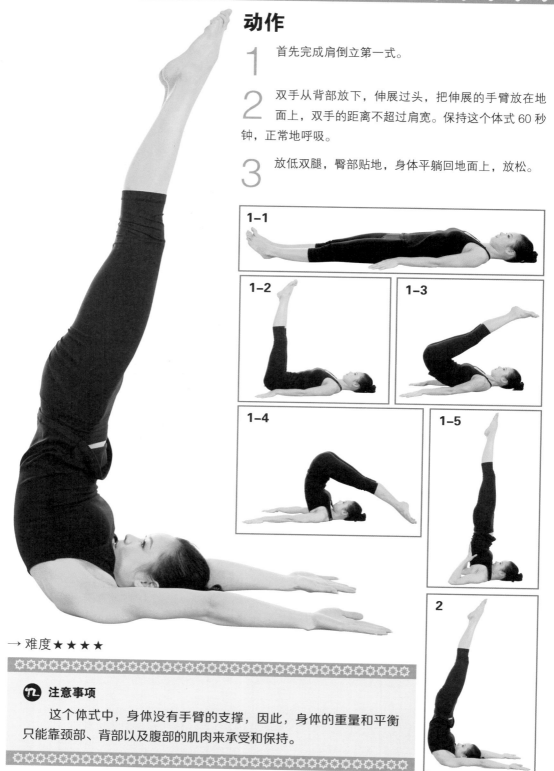

1-1

1-2

1-3

1-4

1-5

2

→ 难度 ★ ★ ★ ★

🌀 注意事项

这个体式中，身体没有手臂的支撑，因此，身体的重量和平衡只能靠颈部、背部以及腹部的肌肉来承受和保持。

无支撑肩倒立第二式

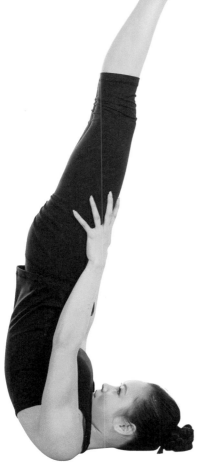

动作

1 首先完成无支撑肩倒立第一式。

2 抬起双手，双臂绷直，把手掌放在膝盖两侧，但不要将双腿靠在手掌上。移动胸骨向前，抵住下巴，躯干向上伸展，双肩紧压地面。整个身体，包括双臂都与地面保持垂直。保持这个体式 60 秒钟，正常地呼吸。

3 先转换到肩倒立第一式一段时间，再回到犁式。放松或是继续其他肩倒立体式。

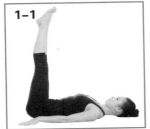
1–1

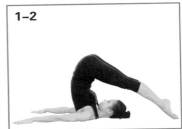
1–2

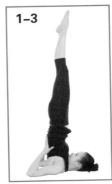
1–3

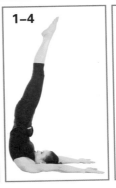
1–4

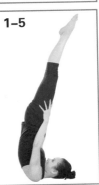
1–5

→ 难度 ★ ★ ★

其他选择
抬起双手时，也可将手掌放在膝盖上。

益处
这个体式是肩倒立体式中最难的一种。它使练习者的脊柱比在其他肩倒立体式中都更加伸展。通过肩倒立式的练习，可以促进血液循环，清除体内的毒素，使身体保持健康。

单腿肩倒立式

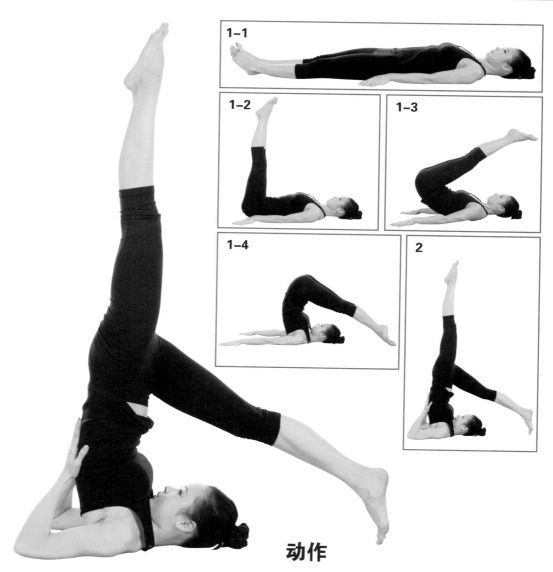

1–1

1–2

1–3

1–4

2

→ 难度 ★ ★ ★

注意事项

在抬升腿的过程中，双腿都不要向左或右侧倾斜。

益处

这个体式能够强健腿部肌肉，还能增强肾脏功能。

动作

1　首先完成犁式。

2　弯曲双肘，上臂贴地，把手掌放在肋骨后，肩膀仍放在地面上。向上提拉躯干，与地面垂直。抬升左腿，向上伸展，膝盖绷直，使左腿与地面垂直；右腿保持挺直，膝盖不要弯曲，大脚趾触地。保持这个体式 20 秒钟，正常呼吸。

3　左腿落回地面，与右腿并拢。换抬升右腿完成这个体式。

单腿侧着地肩倒立式

动作

1 首先完成单腿肩倒立式，然后回到肩倒立式。

2 呼气，把左腿朝左侧放下，脚趾触地。保持双腿挺直，不要弯曲膝盖。垂直向上的腿不要向左侧倾斜。双手用力，帮助肋骨进一步提升，胸部完全扩展。保持这个体式 20 秒钟，正常地呼吸。

3 再次呼气，回到肩倒立式。换右腿重复这个体式。

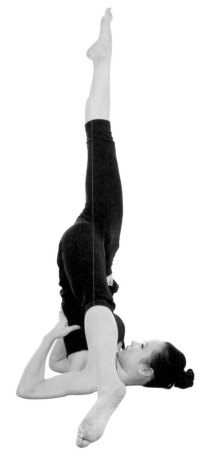

→ 难度 ★ ★ ★

🔒 **益处**
　　练习这个体式能够缓解便秘的症状，强健肾部功能。

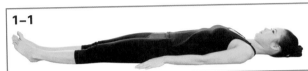

1-1

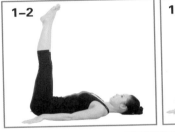

1-2

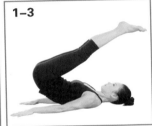

1-3

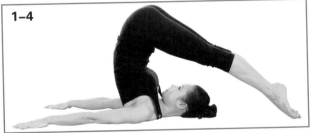

1-4

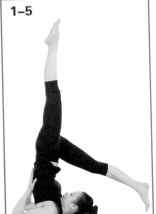

1-5

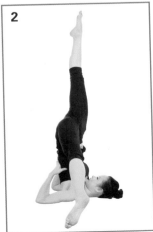

2

桥式肩倒立式

动作

→ 难度 ★ ★ ★

1 首先完成桥式。

2 利用手掌的压力抬起躯干，慢慢抬起右腿，向上伸展，膝盖绷直，脚趾朝上，与地面垂直；再以同样的方法抬起左腿；双腿并拢，绷紧大腿后部肌肉，垂直向上伸展。胸骨抵住下巴，只有头部、颈部、肩部以及上臂放于地面上，身体其他部位成一条直线，与地面保持垂直。保持这个体式不少于 5 分钟，并在多次反复练习后逐渐增加时间到保持 15 分钟，正常地呼吸。

3 松开双手，双腿和躯干回到地面上，平躺，放松。

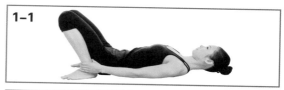

1–1

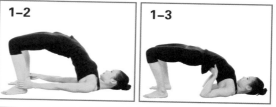

1–2

1–3

2–1

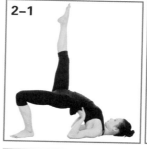

2–2

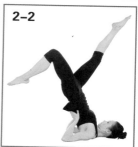

2–3

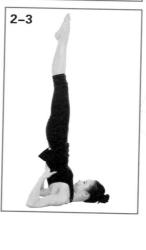

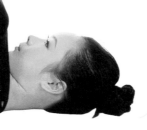

单腿桥式肩倒立

动作

1 首先完成桥式。

2 手掌撑在背上，双腿伸展并保持并拢，绷直膝盖，脚后跟牢牢地贴放在地面上。身体的重量放在双肘和手腕上。

3 吸气，左小腿向上伸展，脚尖朝上，与地面垂直。完全地伸展双腿，保持这个体式10秒钟，正常地呼吸。

4 呼气，左腿回到地面。吸气，抬起右腿与地面垂直，腿部完全伸展，保持同样的时间。吸气，右腿回到地面。

5 呼气，双手松开，回到地面上，身体平躺，放松。

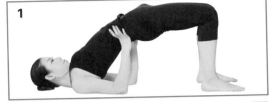

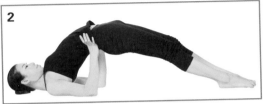

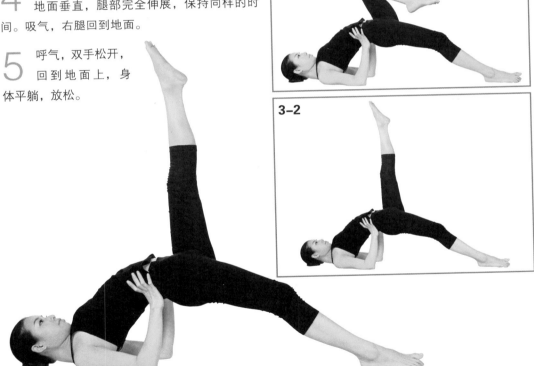

💠 **益处**

这个体式能够消除因其他各种肩倒立式所造成的颈部紧张，使脊柱和神经系统更加健康和灵活。

上莲花肩倒立式

→ 难度 ★ ★ ★ ★

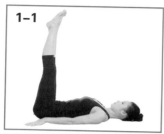

1–1

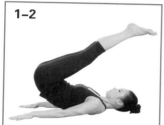

1–2

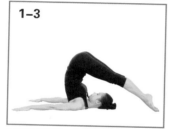

1–3

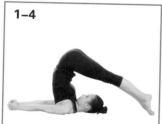

1–4

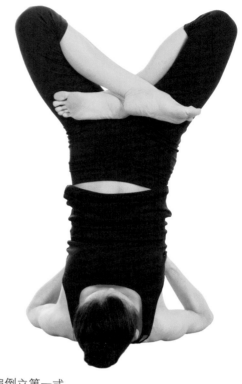

动作

1 首先完成肩倒立第一式。

2 保持身体平衡，弯曲双腿并交叉。先屈右膝，右脚放在左大腿上；再屈左膝，左脚放在右大腿上。垂直向上伸展交叉的双腿，双腿尽量从骨盆区域向后延伸，两膝尽量靠近。保持这个体式 20 ~ 30 秒，深长而均匀地呼吸。

3 放松双腿，向上伸展，回到肩倒立，然后双腿和躯干逐步回到地面上，放松。

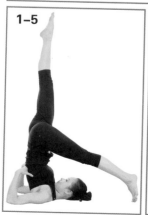

1–5

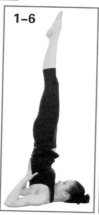

1–6

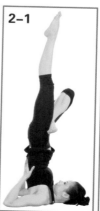

2–1

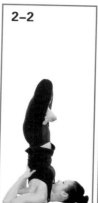

2–2

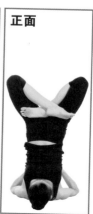

正面

胎儿肩倒立式

→ 难度 ★★★★

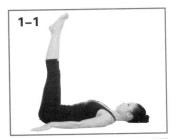

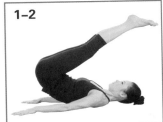

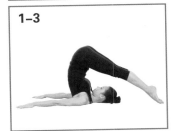

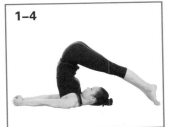

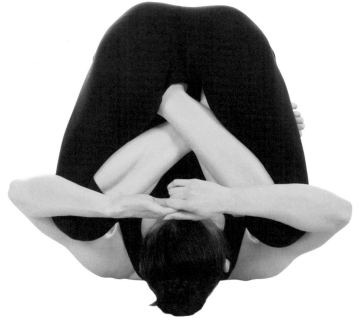

动作

1 首先完成上莲花肩倒立式。

2 呼气，从臀部开始朝头部弯下交叉的双腿，双膝置于头部两侧。从背后松开双手，紧紧抱住双腿。与此同时，把躯干贴向颈部，使双腿更好地放在头上。保持这个体式 20 ~ 30 秒，正常地呼吸。

3 松开双手，回到上莲花肩倒立式，逐步放低双腿和躯干，身体回到地面上，放松。

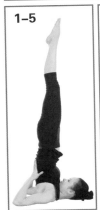

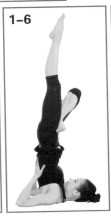

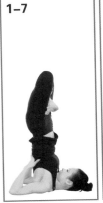

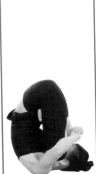

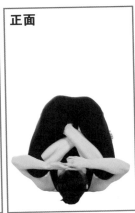

车轮式

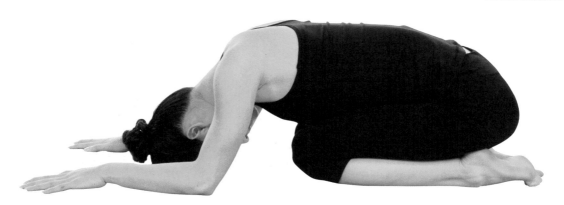

动作

1 首先完成犁式。

2 双臂向头部方向伸展，双手过头，弯曲双肘，手掌向下放在肩侧地面上，手指与双腿方向相反。

3 呼气，手掌按压地面，抬升双肩离地。向上提拉颈后部，同时，双腿向更远处伸展，脚尖着地。

4 双肘向下压，翻滚头部，同时弯曲双膝，脚趾抵在地面上。

5 头部翻转至脸朝下，前额抵在地面上。双膝跪地，臀部后移，落在脚后跟上，呈婴儿式放松。

→ 难度 ★ ★ ★

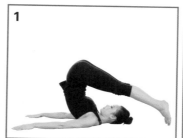
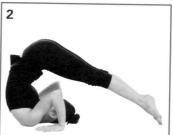
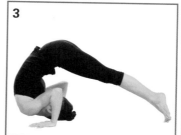
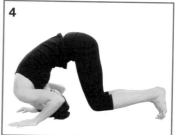
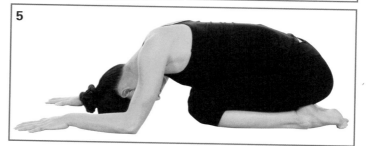

🔒 **益处**

这个体式能够锻炼腹部器官。翻滚的动作能够增加脊柱的血液循环，恢复脊柱活力。这个体式对于那些患有胃病和肝部不适的人也很有益处。

下犬第三式

动作

1 首先完成下犬第一式。

2 吸气，抬升右腿，向后上方伸展，直至与头、颈、躯干呈一条直线。伸展双腿，双膝绷直。保持这个体式 60 秒钟，深长地呼吸。

3 呼气，头部下压，右腿落下，回到下犬第一式。换抬左腿重复这个体式。

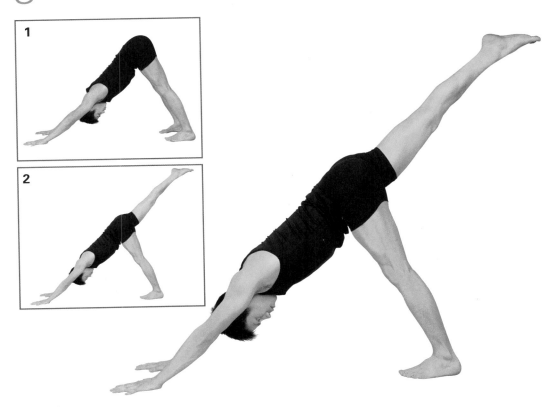

→ 难度★★★

几 注意事项

患有高血压的人也可以练习这个体式。

益处

这个体式不仅可以消除疲乏、恢复精力，还可以缓解脚跟的僵硬和疼痛，帮助软化脚后跟的跟骨刺，锻炼脚踝，使腿部更匀称。同时，这个体式还有助于根除肩胛骨区域的僵硬，缓解肩关节炎症。

下犬第四式

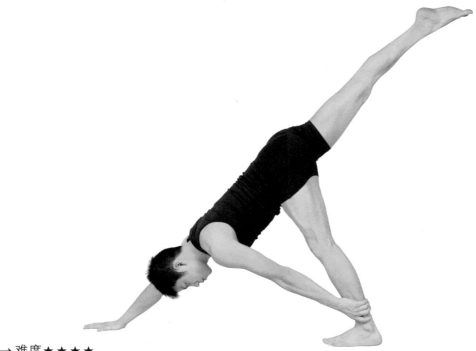

→ 难度 ★ ★ ★ ★

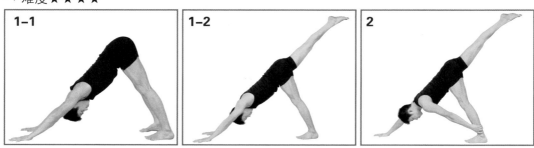

动作

1 首先完成下犬第三式。

2 左臂向后伸展，左手从外侧握住左脚踝，身体重量放在右手掌和左脚上，保持身体平衡。保持这个体式 60 秒钟，深长地呼吸。

3 呼气，左手放回地面上，放低右腿，完成 1 到 2 个呼吸。

4 吸气，抬升左腿向后上方伸展，移动右臂，右手握住右脚脚踝。保持这个体式相同的时间，深长地呼吸。

5 呼气，右手回到地面上，放低左腿，同时头部下压，躯干前伸，放低身体回到地面上，放松。

下犬第五式

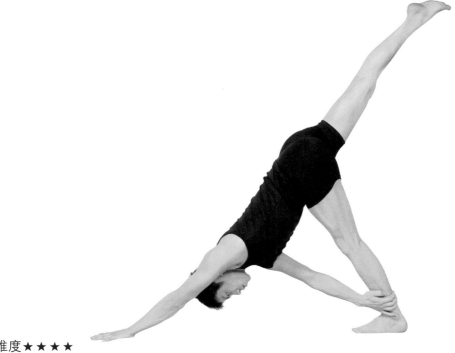

→ 难度★★★★

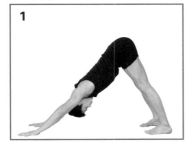

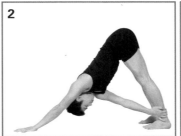

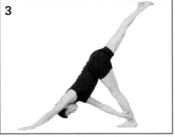

动作

1 首先完成下犬第一式。

2 右臂向左腿方向伸展，右手从外侧握住左脚踝，双肘、双膝都保持绷直。

3 吸气，右腿向后上方伸展，直至与头、颈、躯干呈一条直线。伸展双腿，身体重心落在左脚和左掌上，保持身体平衡。保持这个体式 60 秒钟，深长地呼吸。

4 放低右腿，回到下犬第一式。

5 左臂向右腿方向伸展，左手从外侧握住右脚踝，左腿向后上方伸展，重复这个体式。

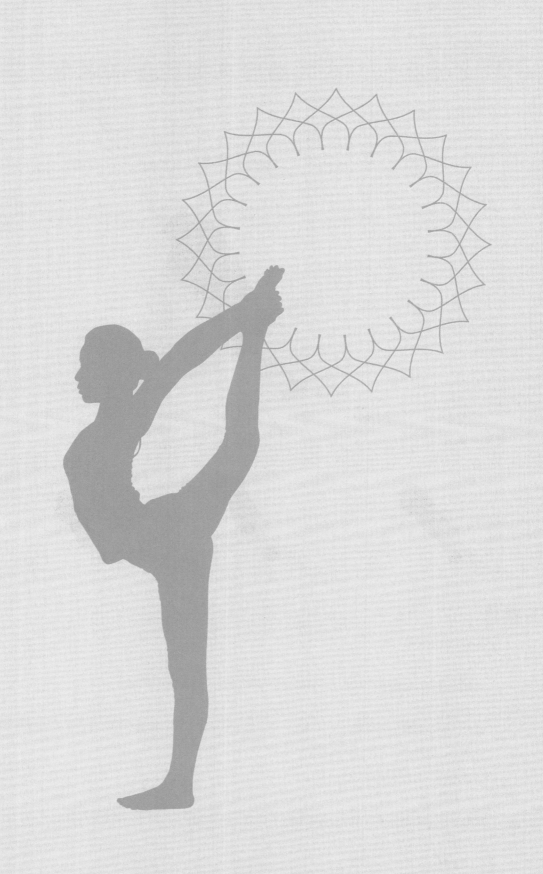

PART 5
Advanced Class of Asanas and Skills

高级体式与技法

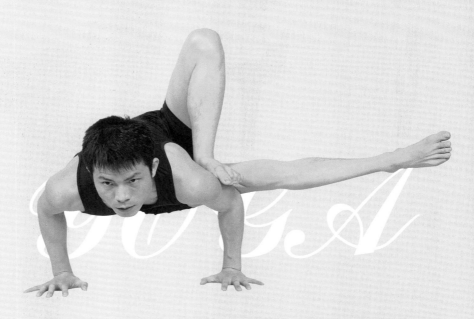

　　身体是灵魂的庙宇，尽情瑜伽，由身及心地历练，让瑜伽修行带给身心无限的自由，唤醒内在沉睡的活力，消除心中迷乱的不安，以瑜伽的方式激发潜在的生命能量，找到最纯净的灵魂、最真实的自己。

I 站立 Standing Asanas

舞王式

刮百是舞王湿婆的名字。湿婆不仅是苦行之神、死亡和毁灭之神，而且也是舞蹈之王。无论是在位于喜马拉雅山脉的凯拉萨山居所，还是在南部的家奇丹巴拉姆神庙中，都能看见湿婆的舞姿。湿婆一生创造了一百多个舞蹈，有些沉静而温和，有些则激烈而恐怖。最著名的一个恐怖舞蹈是宇宙毁灭之舞，在这个舞蹈中，充满了湿婆对他的岳父达刹杀死自己深爱的妻子萨蒂的愤怒，他被侍从们簇拥着，以一种狂野的节奏击打，摧毁达刹，并威胁整个世界。舞王湿婆的舞蹈成为很多印度精美的雕塑和印度南部铜像灵感的源泉。这个优美而充满活力的体式就是献给湿婆这位舞蹈之王的。

→ 难度 ★★★★★

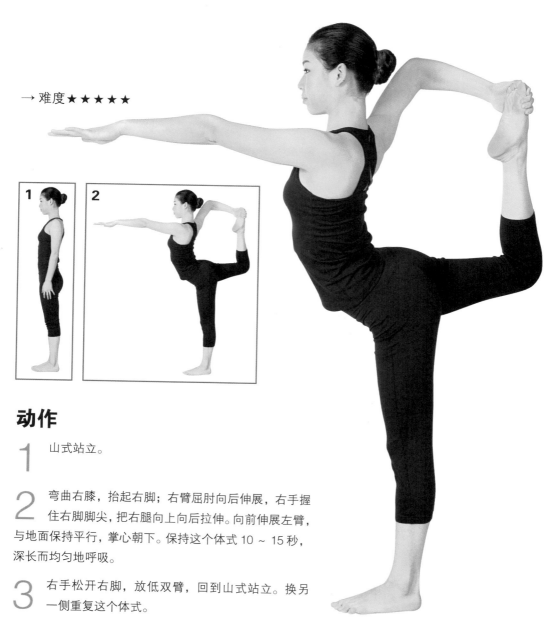

动作

1 山式站立。

2 弯曲右膝，抬起右脚；右臂屈肘向后伸展，右手握住右脚脚尖，把右腿向上向后拉伸。向前伸展左臂，与地面保持平行，掌心朝下。保持这个体式 10 ~ 15 秒，深长而均匀地呼吸。

3 右手松开右脚，放低双臂，回到山式站立。换另一侧重复这个体式。

舞王第二式

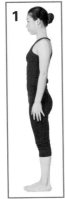 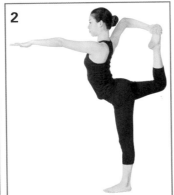 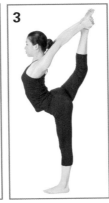 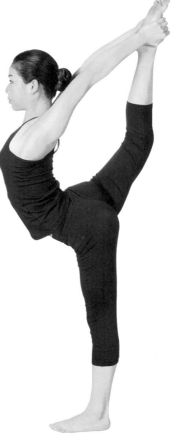

动作

1 山式站立。

2 左臂向前伸展，与地面保持平行，掌心朝下。弯曲右膝，抬起右脚；右臂屈肘向后伸展，右手握住右脚脚尖，把右腿向上向后拉伸，保持身体平衡。

3 吸气，左臂屈肘向后伸展，左手与右手一同握住右脚背。双手用力将右脚向上提伸，双臂绷直；背部后弯，完全扩展胸部。左膝绷直，左腿垂直于地面。双眼直视前方，保持这个体式10 ～ 15 秒，深长而均匀地呼吸。

4 松开右脚，放低双臂，重新以山式站立。换另一侧重复这个体式。

→ 难度★★★★★★

🅰 **益处**
　　这个体式能够强健腿部肌肉，扩张胸部，使肩胛骨和脊柱得到锻炼。经常练习，可保持优雅的体态。

单腿站立伸展式

动作

1 以山式站立。

2 呼气，弯曲右膝，抬高右脚，伸展双臂，双手握住右脚中部。左膝不要弯曲，保持两个呼吸的时间。

3 呼气，向前拉动伸展右腿，逐渐将右脚向上拉得更高，直至右膝绷直，右脚高举过头，脚底朝上，右腿完全向上伸展。左膝和背部挺直。保持这个体式，完成几个深长的呼吸。

4 呼气，松开双手，放低右腿，右脚紧贴地面，回到山式站立。换左腿上抬，重复这个体式。

→ 难度 ★★★★★

注意事项

在这个体式上保持身体平衡是有难度的，因此抬升的腿部一定要先向前绷直，再向上伸展，才能更好地保持身体平衡。

益处

这个体式能够使腿部肌肉更为强健，提高身体的平衡性。

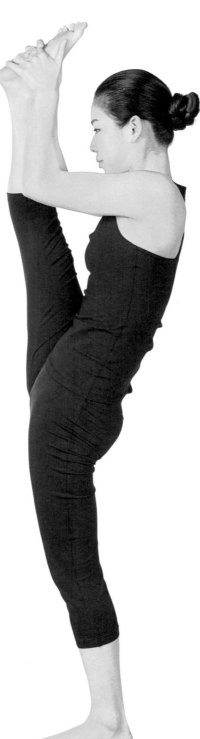

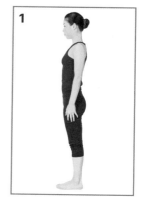

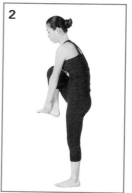

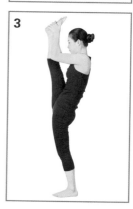

单腿脊柱前曲伸展式

动作

1 以山式站立。

2 呼气，躯干前屈，双臂伸展，右手放在右脚旁边，左手抓住左脚踝，同时右腿向后上方伸展。双膝绷直，背部伸展。

3 躯干进一步向腿部靠近，逐步将腹部、胸部、下巴、前额贴近左腿，同时尽量抬高右腿使其与左腿呈一条直线，脚趾向上。保持这个体式 20 秒钟，均匀地呼吸。

4 吸气，放下右腿，抬起躯干，回到山式。换左腿向后上方伸展，重复这一体式。

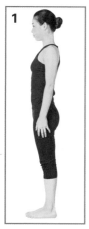 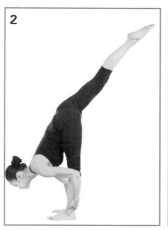 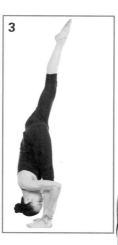

→ 难度 ★★★★★

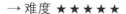

益处

这个体式可以增强腿部肌肉，并减少臀部的脂肪。

半莲花加强前曲伸展式

动作

1 以山式站立。

2 弯曲左腿，上抬，右手抓住左脚，放于右大腿根部，脚心朝上，脚踝外侧紧贴右大腿，膝盖朝下；右腿直立，支撑身体重量；左手立掌于胸前。

3 左手向后绕过背部，以大拇指、食指和中指抓住左脚大脚趾；右手松开左脚，握住左手手腕；身体重量完全放在右腿上，保持身体平衡。

4 呼气，身体前屈，背部下压，依次将前额、颈部、鼻尖、嘴唇和下巴贴近右膝，同时右手放在右脚旁边的地面上，右腿绷直，身体重量放在右脚和右掌上，保持身体平衡。保持这个体式并完成几个深长的呼吸。

5 吸气，抬起躯干，左手松开左脚，伸直左腿，以山式站立，完成两个呼吸。换另一侧重复这个体式。

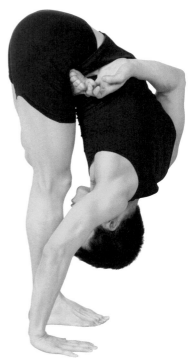

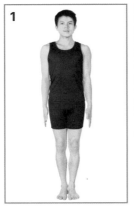 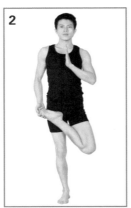 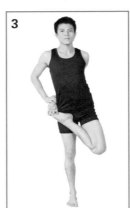 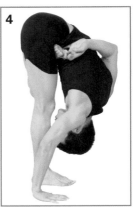

→ 难度 ★★★★★

注意事项

在练习这个体式时，假如触地的手掌无法完全接触地面，就先从指尖的触地开始练习，逐步过渡到手指以及整个手掌。

益处

这个体式不仅能够治疗膝部僵硬，还因腹部器官的收缩和挤压，起到增强消化功能、增加肠道蠕动的作用，帮助身体排除毒素。

单腿站立头触膝第一式

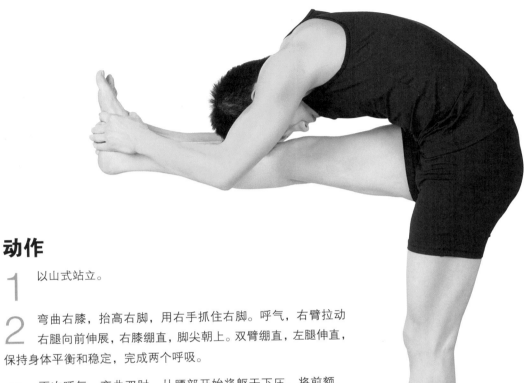

动作

1 以山式站立。

2 弯曲右膝，抬高右脚，用右手抓住右脚。呼气，右臂拉动右腿向前伸展，右膝绷直，脚尖朝上。双臂绷直，左腿伸直，保持身体平衡和稳定，完成两个呼吸。

3 再次呼气，弯曲双肘，从腰部开始将躯干下压，将前额、鼻子、下巴依次贴近右膝。双腿绷直，保持平衡。在这个体式保持几个深长的呼吸。

4 吸气，抬起躯干，松开双手，放低右腿，回到山式站立。换腿在另一侧重复这个体式，并保持相同的几个呼吸时间。

→ 难度 ★★★★★

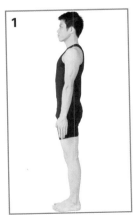

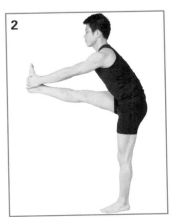

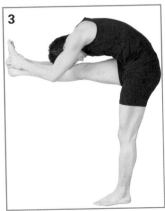

单腿站立头触膝第二式

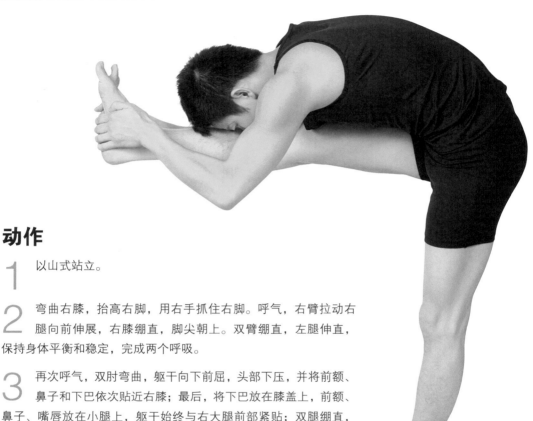

动作

1 以山式站立。

2 弯曲右膝，抬高右脚，用右手抓住右脚。呼气，右臂拉动右腿向前伸展，右膝绷直，脚尖朝上。双臂绷直，左腿伸直，保持身体平衡和稳定，完成两个呼吸。

3 再次呼气，双肘弯曲，躯干向下前屈，头部下压，并将前额、鼻子和下巴依次贴近右膝；最后，将下巴放在膝盖上，前额、鼻子、嘴唇放在小腿上，躯干始终与右大腿前部紧贴；双腿绷直，保持平衡。

4 在这个体式保持几个深长的呼吸。吸气，抬起躯干，松开双手，放低右腿，回到山式站立。换腿在另一侧重复这个体式。

→ 难度 ★★★★★

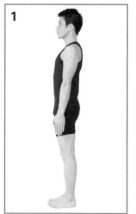
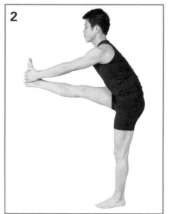
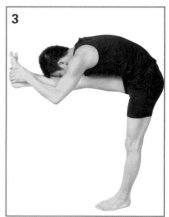

Ⅱ 前弯 Bending Forward Asanas

头碰膝扭转前曲伸展坐式

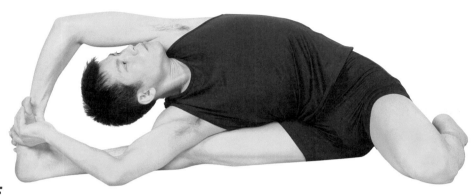

动作

1 以手杖式坐在地面上，腿部向前伸直。弯曲左膝，向左侧移动，左小腿前部紧贴地面，大腿压在小腿上。尽可能地将左膝向外伸展，使两腿成钝角。左手放于左脚边，指尖触地。右臂伸直，右手大拇指、食指和中指稳稳抓住右脚大脚趾。躯干和头部向左侧扭转，保持脊柱伸展，双眼视线看向左侧。

2 抬升左臂，向上伸展，肘部绷直，左手掌心朝外，五指并拢，指尖朝上，双眼视线看向左手指尖。

3 呼气，右腿膝盖绷直，躯干向右侧下压，左臂随躯干向右侧伸展过头，从右脚外侧向内握紧右脚，左上臂贴近左耳；同时右手松开右脚，使右腋放于右膝或大腿上，右臂自然向前伸展，右掌贴地。

4 右臂移向右腿，翻转右前臂和手腕，右手从右脚内侧握住脚掌。弯曲并扩展肘部，使右肘贴地，左肘肘部朝上。呼气，躯干翻转朝上，头部置于两臂之间，进一步伸展左侧的肋骨。保持这个体式 20 秒钟。由于腹部的收缩，呼吸会变得短促，尽力将呼吸调整均匀。

5 吸气，松开双手，抬升躯干，回到手杖式坐立。交换双腿的姿势，在另一侧重复这个体式。

→ 难度 ★★★★★

益处
这个体式能够增强肝脏和脾脏的功能，帮助消化；还可以增强、刺激肾脏活力。这个体式还可以刺激脊柱的血液循环，并缓解背痛。

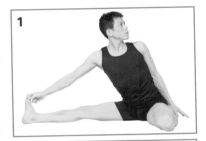
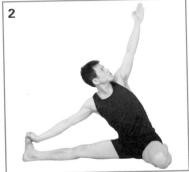
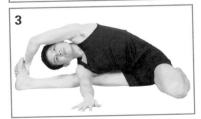
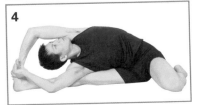

圣哲玛里琪第二式

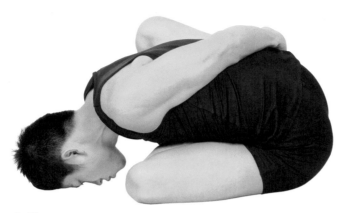

动作

1 坐在地面上，双腿向前伸直。弯曲左膝，把左脚放在右大腿根部。左脚脚后跟抵在肚脐处，脚趾伸展。左腿呈半莲花式。

2 弯曲右腿，右脚脚底平放在地面上，右腿胫骨与地面垂直，右大腿和右小腿相碰，右脚脚后跟触碰会阴处。

3 身体略向前弯，右肩前移直到腋窝抵住右腿胫骨。呼气，弯曲右肘，右臂环绕过右腿胫骨和右大腿向后伸展，将右手放于背后，右前臂与腰同高；左臂向后伸展，绕过后背握住右手手腕。脊柱向上伸展，保持这个体式几秒钟，深长地呼吸。

4 呼气，躯干前弯，头部下压，腹部紧贴左脚和左小腿。先将头部放在弯曲的左膝上，保持几秒钟，再伸展颈部，将下巴放在左膝上，保持几秒钟，最后将头部放在地面上，前额与鼻尖触地。重复移动头部3~4次，躯干向上时吸气，向下时呼气。

5 吸气，抬升头部和躯干，松开双手，伸直双腿，换另一侧重复这个体式。

→ 难度 ★★★★★

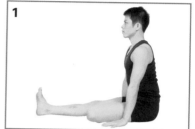

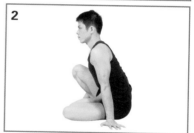

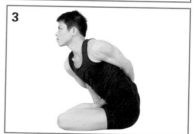

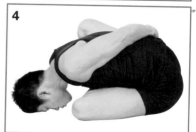

益处

这个体式是圣哲玛里琪第一式的加强式，因此它的益处也比第一式更大，有助于增强腹部器官和消化功能。

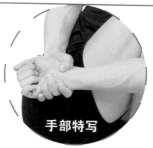

手部特写

直角式

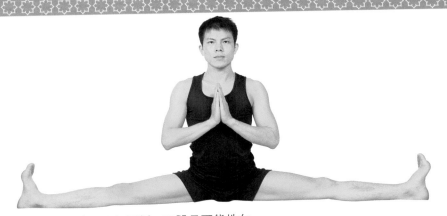

动作

1 坐在地面上，双手放于臀部两侧，双腿尽可能地向两侧分开。将手掌放在身体前方的地板上，在两腿之间，与肩同宽。呼气，尽可能地伸展双腿，直至臀部坐在地面上，双腿后部和脚后跟紧贴地面，脚掌朝外，脚趾朝上，双膝绷直。脊柱向上伸展，躯干保持正直。

2 呼气，身体前倾，躯干下压，胸部、腹部及盆骨区域与地面相触，脊柱绷直。双臂沿着地面前移，肘部绷直。四肢完全伸展，保持这个姿势几秒钟。

3 稍稍抬起肩部和胸部，手肘向内弯曲，左右前臂交叉放在胸前地面上。双脚朝前转动，保持双腿后部和脚后跟紧贴地面。保持这个体式 20～30 分钟，深长地呼吸。

4 躯干向上抬起，直至与地面垂直，脊柱伸直。双脚向上回转，腿后部贴地，保持双腿后部和脚后跟紧贴地面。双手于胸前合十，保持几秒钟。

5 将双手放在身体前方的地板上，抬起臀部，拉近两腿的距离，逐渐站起来，回到山式站立，放松。

→ 难度 ★★★★★★

益处

这个体式能使髋关节得到锻炼，脊柱得到伸展，脊柱下部区域的疾患得到治愈。腿部肌肉得到加强，双腿变得更为灵活、匀称。同时，这个体式还能防止疝气，缓解坐骨神经痛，促进骨盆区域和生殖器官的血液循环。

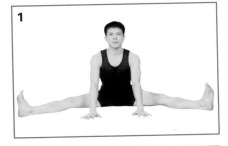

1

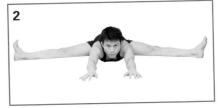

2

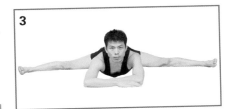

3

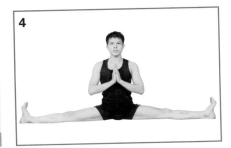

4

后弯 Bending Backward Asanas

蛙式

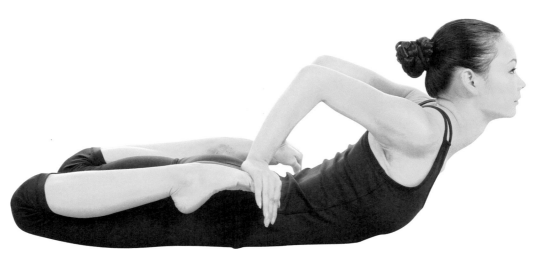

动作

1 腹部贴地俯卧在地面上，下巴触地，手臂向后伸展。呼气，抬起小腿，弯曲双膝，脚后跟向臀部移动。弯曲双肘，肘部和手背朝上，右手抓住右脚，左手抓住左脚。完成两个呼吸。

2 吸气，从地面抬起头部和肩部，翻转手腕，手掌压在脚趾上，脚趾和手指都朝向头的方向。

3 双手进一步下压双脚，使脚趾和脚后跟尽量贴近地面；抬高躯干，向上看，胸部离地，上臂与前臂保持垂直。当膝部和踝关节更加灵活之后，脚后跟可以接触到地面。保持这个体式15 ~ 30秒，正常地呼吸。

4 呼气，松开双手，伸展双腿，放低躯干，放松。

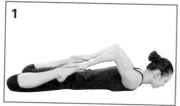
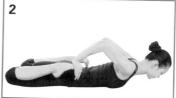
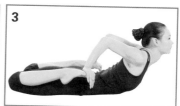

→ 难度 ★★★★★

益处

这个体式不仅能够治疗膝部僵硬，还因腹部器官的收缩和挤压，使消化功能增强，增加肠道蠕动，帮助身体排除毒素。

眼镜蛇第二式

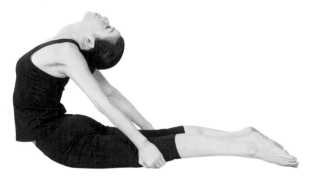

动作

1 首先完成眼镜蛇第一式。

2 呼气，弯曲两膝，双脚抬起，身体重量放在大腿、骨盆和双手上。保持几次呼吸。

3 扩展双肩和胸部，头部后仰，颈部朝双脚方向伸展，直至头顶触碰双脚脚尖。双臂伸直，保持身体平衡。

4 右手进一步用力压地，深呼气，抬起左臂向后伸展，左手抓住左膝盖骨；配合几次呼吸，大腿紧贴地面，以支撑身体的全部重量。再次深呼气，右臂向后伸展，右手抓住右膝盖骨。伸展颈部，头部下压，直至头顶贴于双脚脚心上。

5 双手紧握双膝，双臂绷直；双脚下压，回到地面上伸直。伸展颈部，头尽可能地后仰，绷紧大腿，逐渐试着将双膝贴近。脊柱、胸部和两肩完全地伸展。保持该体式 15 ~ 20 秒。

6 弯曲双膝，双手逐个松开膝盖，身体回到地面上，放松。

→ 难度 ★ ★ ★ ★ ★

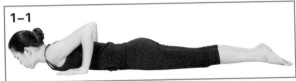
1-1

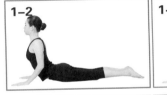
1-2

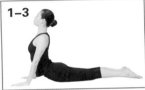
1-3

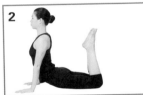
2

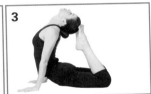
3

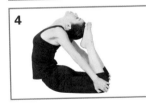
4

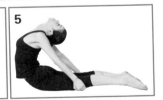
5

注意事项

由于脊柱、胸部和两肩完全地伸展，以及腹部收缩，呼吸会变得急促而困难，因此要格外注意调整呼吸。

益处

由于这个体式是眼镜蛇第一式的加强版，因此益处更大。它不仅能让骶椎、腰椎和胸椎都得到锻炼，颈部、肩部、胸部肌肉得到伸展，而且能让甲状腺、副甲状腺、肾上腺和生殖腺得到充足的血液供应，增加耻骨区域的血液循环，促进身体健康，激发身体活力。

轮式第二式

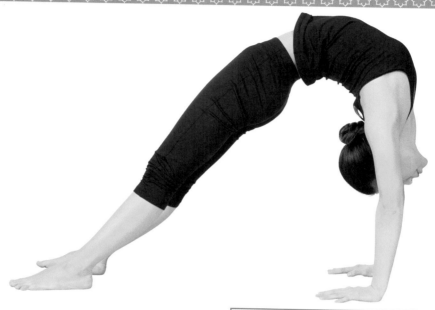

→ 难度 ★ ★ ★ ★ ★

动作

1 仰卧在垫子上。

2 弯曲双膝脚后跟靠近臀部，双脚打开与肩同宽，双手放于双耳侧，指尖指向脚尖。

3 吸气，将躯干和臀部抬离地面，上提胸廓，头顶落地。做两个深呼吸。

4 再次呼气，伸直双腿，同时将身体向上推，扩张胸部，伸展脊柱，收紧腹部肌肉，双臂向上伸展，双肘挺直，使腹部到达最高点，头顶朝地。以手掌和脚掌支撑身体平衡，保持这个体式 30 ～ 60 秒，正常地呼吸。

5 弯曲双肘，抬起头部，逐渐放低身体和双腿回到地面上，放松。

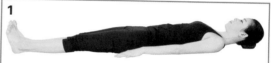

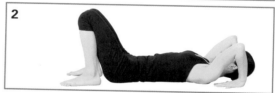

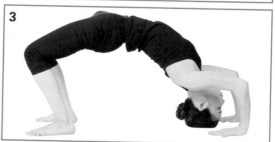

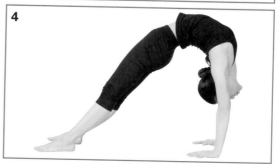

飞轮式

→ 难度 ★ ★ ★ ★ ★ ★

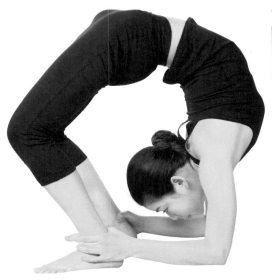

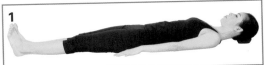

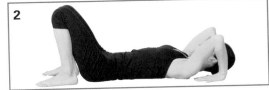

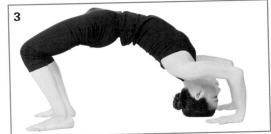

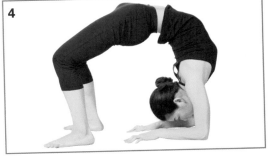

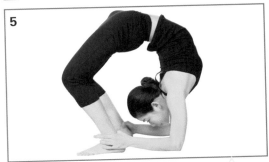

动作

1 身体平躺在地面上。

2 抬起双臂，弯曲手肘，将双手手掌放在两肩旁，双手之间的距离不得超过肩宽。手指向后指向脚的方向。屈膝向上，脚后跟贴近臀部，双脚放在地面上，分开与肩同宽。

3 吸气，将躯干和臀部抬离地面，上提胸廓，头顶落地。做两个深呼吸。

4 呼气，左手屈肘，手掌和小臂放在地面上，然后右手屈肘，手掌和小臂也放在地面上。头部和颈部朝脚部方向伸展，配合几次呼吸。

5 再次呼气，头部和颈部继续朝脚部方向伸展，双手逐渐贴近双脚，握住同侧脚踝；整个身体形成一个轮式，保持这个体式30秒钟。

6 双手松开双脚脚踝，移动双肘，伸展双臂，回到第2步，放松。

鸽王式第二式

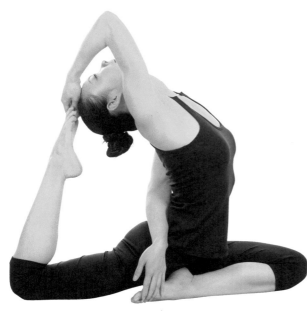

→ 难度 ★ ★ ★ ★ ★

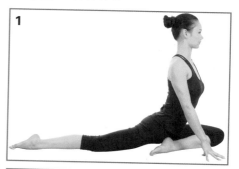

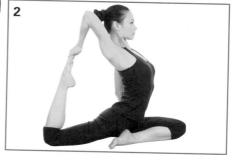

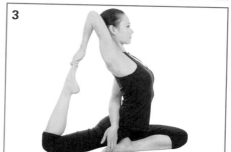

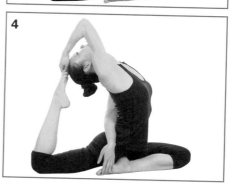

动作

1 以手杖式坐在地面上。弯曲左膝，左膝和左脚完全放在地面上，使左脚脚后跟贴着左侧腹股沟。右腿向后完全伸展，右大腿前部、膝盖、胫骨和脚趾上部贴在地面上。双臂放于右膝两侧，伸直手臂，十指触地。

2 屈右膝，抬起右小腿，脚趾朝上；右臂向后伸展，弯曲手肘，右手抓住右脚脚趾，上臂靠近右耳后侧，肘部朝上。

3 吸气，扩展胸部，左臂绕过背部向右伸展，左手触碰左脚脚背。

4 呼气，进一步扩展胸部，头部后仰，完全伸展颈部，头顶与右手相触。保持这个体势 15 ~ 30 秒，正常地呼吸。

5 吸气，抬起头部，躯干回正，放松双手，回到手杖式坐立。调换双腿位置，重复这个体式。

小雷电式

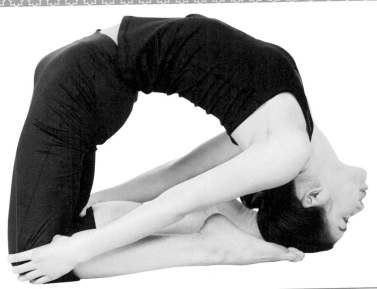

动作

1 双脚双膝并拢，跪在地面上，双手手掌放在腰部两侧。呼气，绷紧大腿肌肉，脊柱后弯成拱形，头部后仰，头顶朝下，下巴朝上，颈部完全伸展。手臂向下伸展，双手分别握住同侧脚后跟。

2 臀部向前推，双臂向前伸展绷直，双手分别抓住两膝；脊柱后弯，直至头顶放在双脚脚掌上，身体的重量全部靠膝部支撑。保持这个体式 10 ~ 15 秒，正常地呼吸。呼气，保持双膝稳固，抬起头部和躯干，回到两膝跪立的姿势。坐在地面上，放松。

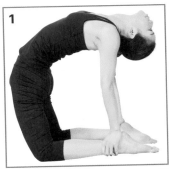

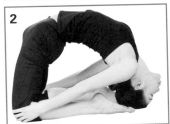

→ 难度 ★ ★ ★ ★ ★

𠃊 注意事项

由于脊柱伸展和腹部的压力，呼吸会变得急促和吃力。因此，练习时需尽力保持正常的呼吸。

𝄐 益处

这个体式能够伸展胸部和腹部肌肉，增强脊柱神经，锻炼尾骨。如果定期练习还可以缓解脊柱下部区域的疼痛和椎间盘错位。

神猴哈努曼式

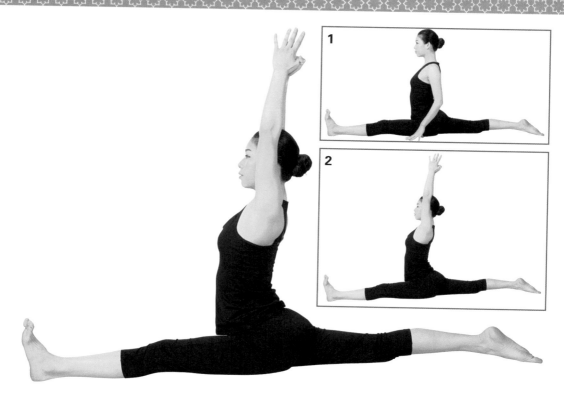

动作

1 跪在地面上。双臂自然放于身体两侧，双手分开约 30 厘米，手掌放在地面上。提升膝盖，左腿向前伸展，右腿朝后伸展。呼气，臀部上提，伸直双腿，然后将双腿和臀部压向地面，身体的重量放在双手上。臀部着地，双腿完全伸直放在地面上，前腿的后部和后腿的前部紧贴地面。

2 双腿伸直，坐在地面上，双手抬起，在胸前合掌，然后举过头顶，向上伸展，手臂和身体绷直，保持平衡。保持这个体式 10 ~ 30 秒，正常地呼吸。

3 呼气，放松，手臂放于身体两侧，手掌紧压地面，抬起臀部，收缩双腿，跪在地面上。换右腿在前、左腿在后，重复这个体式。

→ 难度 ★★★★★

π 注意事项

掌握这个体式需要很长的时间，练习者必须每天做一些努力。

益处

这个优美的体式有助于治疗坐骨神经和其他腿部疾患，增强腿部肌肉，保持腿部健康。经常跑步的人定期练习这个体式，可以放松和强健大腿的展肌。

莲花鱼式

据说从前整个地球即将被一场大洪水淹没，毗湿奴化为鱼身去提醒摩奴即将来临的灾难，并把他和他的家人以及七位伟大的圣哲带到一条船上，然后将船牢牢地套在自己的鱼鳍上，帮助他们逃离了洪灾。这个体式就是献给毗湿奴的鱼形化身的。

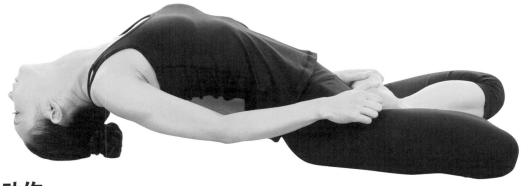

动作

1 以全莲花坐姿坐下，双臂放于身体两侧，向后伸展，十指撑地。

2 身体后仰，弯曲手肘落地，手肘落于肩膀下方，指尖与腿部始终紧贴地面。

3 呼气，抬升颈部和胸部，背部向上拱起成弓形，头部向后，头顶抵住地面。双肘离开地面，双手向前抓住交叉的双脚，大腿和双膝紧贴地面，躯干的任何部位都不要接触地面。保持这个体式 30 ~ 60 秒，深长地呼吸。

4 再次呼气，松开抓着的脚趾，抬起头部和躯干，回到莲花坐姿。调换双腿的位置，重复这个体式。

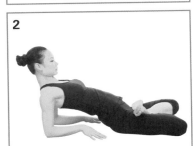

→ 难度 ★ ★ ★ ★ ★

其他选择

抬升颈部和胸部，拱起后背，头部向后，头顶抵住地面后，也可以将双臂举过头顶，伸直，放在地面上。

益处

在这个体式中，背部区域都得到完全的伸展，胸部和颈部也能得到伸展，对甲状腺很有好处。这个体式还能让骨盆关节变得更有弹性，缓解痔疮流血的症状。

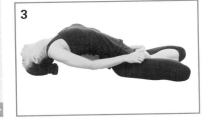

蝎子第一式

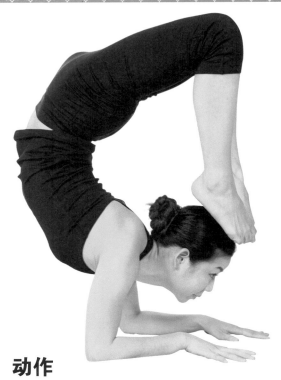

面对猎物，蝎子会把尾巴拱起高过背部，然后越过头部朝前猛击。这个体式就如同一只正在攻击猎物的蝎子，因此而得名。

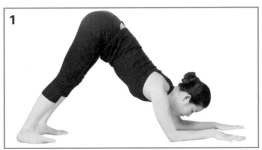

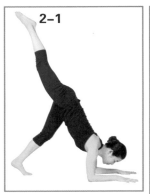

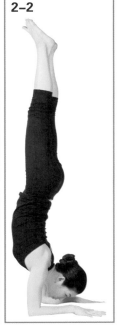

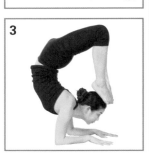

动作

1 跪在地面上，身体前弯，将双肘、前臂和手掌放在地面上，相互平行。两前臂之间的距离不要超过肩宽。身体重心移至双肘和双掌上，慢慢抬起双膝，双脚蹬地，双腿绷直，臀部上抬，脊柱伸直，脸部朝下。

2 呼气，右腿向上抬起伸展，肩膀移至手肘上方，使上臂与前臂垂直，右腿与躯干呈一条直线。身体重心移至双臂和双掌上，左腿上摆，与右腿靠拢，双膝绷直。胸部和双腿垂直向上伸展，保持身体的平衡。

3 吸气，弯曲两膝，双脚向前放下，直至脚后跟放在头顶上。尽可能地将头部和颈部抬高，伸展肩部，脊柱后弯，腿部下压，试着让双膝和两脚脚踝并拢，脚趾朝前。小腿与头垂直，胫骨与上臂保持平行。尽所能地保持这个体式30秒钟，正常地呼吸。

4 双腿缓缓回到地面上，抬起躯干，双肘离开地面，伸直双臂，起身，以山式站立。

→ 难度 ★★★★★

九 注意事项

在这个体式中，由于脖子、两肩、胸部、脊柱和腹部都得到了大幅度的伸展，呼吸会变得非常急促和沉重，因此要尽力保持正常的呼吸。

单腿鸽王第一式

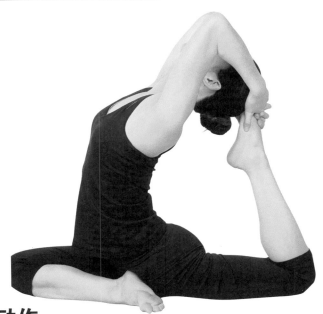

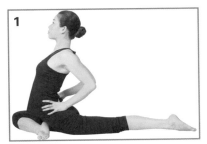

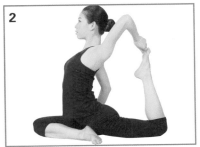

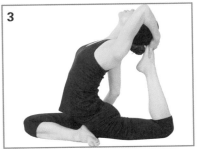

动作

1 以手杖式坐在地面上。弯曲右膝，右膝和右脚完全放在地面上，右脚脚后跟贴着左侧腹股沟。左腿向后完全伸展，左大腿前部、膝盖、胫骨和脚趾上部贴在地面上。把手放在腰上，胸部向前推，伸展颈部。

2 双手放在身体两侧地面上，弯曲左膝，抬高小腿与左脚向上伸展，左小腿与地面保持垂直。吸气，左臂举过头顶，弯曲肘部，左手抓住左脚脚趾，保持几个呼吸的时间。

3 呼气，胸部向前推，头部后仰，使头部碰触左脚脚掌，左手握住左脚背。

4 抬起右手，举过头顶，弯曲肘部，右手与左手相叠，环抱住左脚和头部。保持这个体式大约 10 秒，正常地呼吸。

5 依次松开双手，身体回正，伸直双腿，回到手杖式坐立。调换双腿位置后重复这个体式。

→ 难度 ★★★★★

🔟 **注意事项**
由于胸部完全扩张和腹部的收缩，因此呼吸会变得急促，请尽力保持正常的呼吸。

单腿鸽王第二式

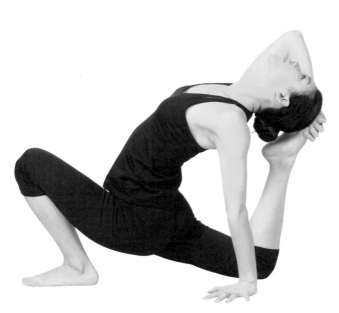

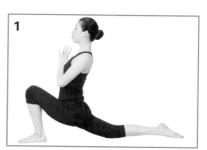

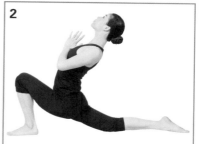

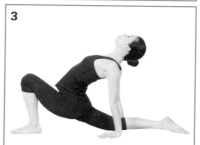

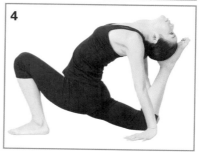

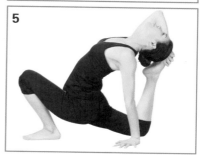

→ 难度 ★★★★★

动作

1 跪立在地面上，脚趾向后。左腿前跨一大步，小腿与地面垂直；右腿向体后伸展，右膝和右小腿平放在地面上。双手合掌于胸前。

2 吸气，右脚微微向后滑动，脊柱后弯，颈部后仰。

3 松开双手，双臂向下伸展，手掌落于右膝两侧，两掌间的距离不超过肩宽，手指朝前，手肘伸直。

4 弯曲右膝，直至右腿胫骨与地面垂直。伸展胸部，脊柱继续后弯，头部后仰，把头放在右脚掌上。

5 呼气，抬起右臂，屈肘向上，右手抓住右脚脚背。保持这个体式 15 秒钟，正常呼吸。

6 松开右手，放低右小腿，双腿伸直，然后换另一侧重复这个体式。

单腿鸽王第三式

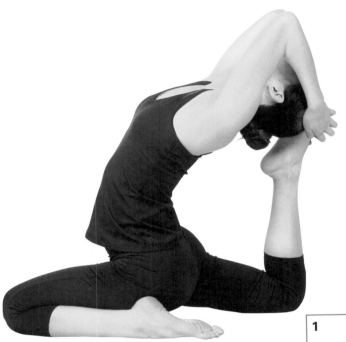

→ 难度 ★★★★★

动作

1 以手杖式坐在地面上。弯曲左膝，左膝和左脚完全放在地面上，左小腿内侧紧贴左大腿外侧。右腿向后完全伸展，右大腿前部、膝盖、胫骨和脚趾上部贴在地面上。双臂放于左膝两侧，伸直手臂，十指触地。

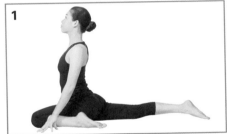

2 弯曲右膝，抬高小腿与右脚向上伸展，右腿胫骨与地面保持垂直。吸气，右臂举过头顶，弯曲肘部，右手抓住左脚脚趾。保持几个呼吸的时间。

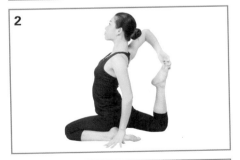

3 呼气，伸展脊柱和颈部，头部后仰，将头顶放在右脚脚掌上。抬起左臂向后伸展，弯曲左肘，左手抓住右脚，双肘肘部朝上。保持这个体式约15秒钟，正常地呼吸。

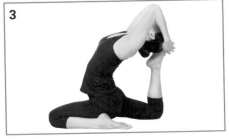

4 松开双手，伸直双腿。调换双腿的位置后重复这个体式。

单腿鸽王第四式

动作

1 首先完成单腿鸽王第三式。

2 呼气，左腿向前伸展，双腿和臀部压向地面，前腿的后部和后腿的前部紧贴地面。保持这个体式 10 秒钟，均匀地呼吸。

3 松开双手，回到神猴哈努曼式。调换双腿的位置后重复这个体式。

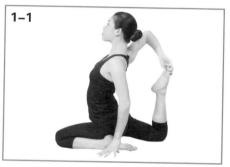

1–1

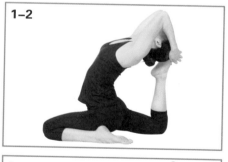

1–2

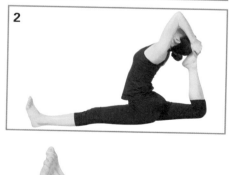

2

→ 难度 ★★★★★

益处

单腿鸽王体式系统能够增加腰椎和胸椎的活力，让颈部和肩膀的肌肉得到锻炼，强健大腿和脚踝，还能使甲状腺、副甲状腺、肾上腺和生殖腺得到充足的血液供应，从而增强活力。

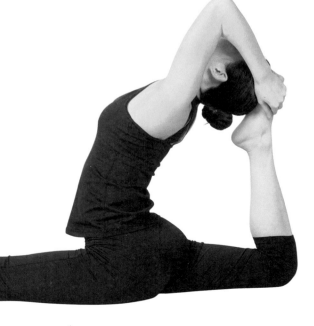

瓦拉克里亚式

瓦拉克利亚是一种神圣的精灵，每一个只有拇指那么大，由万物创造者的身体生成。据说，他们在太阳战车之前，数量达到 6 万，曾在印度诗人迦梨陀娑的史诗中被提到。这个较难的体式是单腿鸽王第一式的高级版。

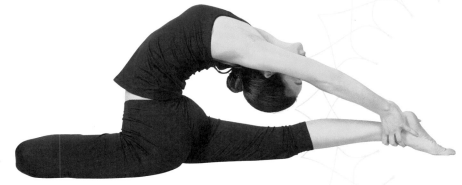

动作

1 首先完成单腿鸽王第一式。

2 双手牢牢地抓住右脚脚踝，收缩臀部，尾骨向上提，左小腿向后伸展，保持几个呼吸的时间。

3 呼气，双臂伸直，右腿下压，直至右小腿平放在地面上，整个右腿从大腿到脚趾都贴在地面上。胸部、颈部完全伸展，保持这个体式几秒钟。

4 松开右脚脚踝，背部挺直，休息一下。然后调换双腿位置重复这个体式。

→ 难度 ★★★★★★

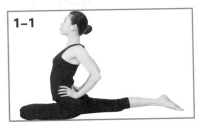

1–1

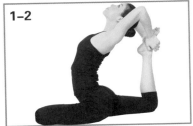

1–2

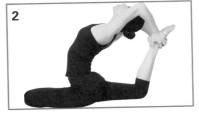

2

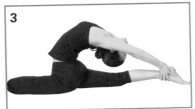

3

其他选择
由于胸部完全伸展和腹部器官收缩，呼吸会变得急促和吃力。因此保持这个体式时要注意调整呼吸。

益处
这个体式是头碰膝前曲伸展坐式的反向体式，它能够使颈部和肩膀的肌肉得到锻炼，促进脊柱下部区域的活力。它还能促进耻骨区域的血液循环，让甲状腺、副甲状腺、肾上腺和生殖腺都得到充足的血液供应，从而增强人体的活力。

蛇王式

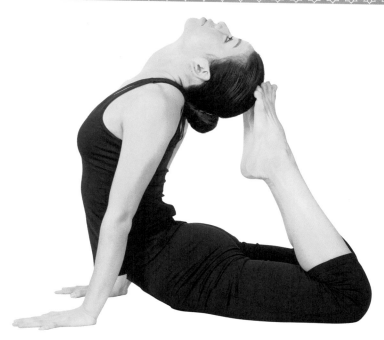

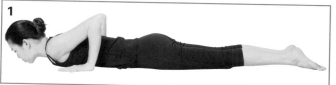

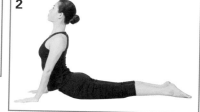

→ 难度 ★★★★★★

动作

1 面朝下俯卧在地面上，弯曲两肘，手掌放在胸部两侧。

2 吸气，两臂完全伸直，撑起躯干和头部向上伸展，不要移动耻骨和双腿。保持这个体式几秒，正常地呼吸。

3 呼气，弯曲双膝，抬起双脚。

4 躯干和头部尽力后仰，双脚带动小腿向头部伸展，至脚趾与头部相触，盆骨和大腿承受身体的重量，完成几次呼吸。

5 双腿伸直落下，胸部放回地面，平躺，放松。

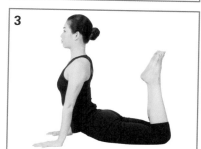

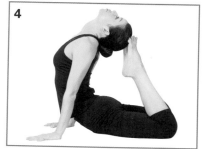

双脚碰头弓式

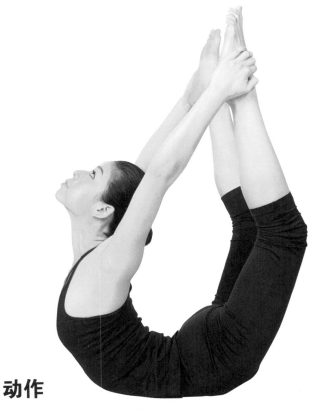

→ 难度 ★ ★ ★ ★ ★

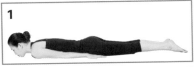

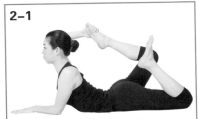

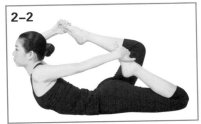

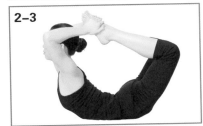

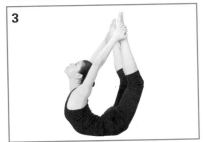

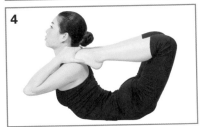

动作

1 脸朝下俯卧在地面上。

2 弯曲双肘，前臂贴地，放在胸部两侧。按压双手和前臂，头部和躯干抬起，离开地面。弯曲双膝，抬起双脚，向头部方向伸展。将身体的重量更多地放在左手臂上，抬起右臂，快速而深长地呼气后，将右臂举过头顶，屈肘向后伸展，抓住右脚趾。再次呼气，以同样的方式抬起左臂抓住左脚趾。腹部和盆骨区域紧贴地面，双脚和头部靠近，试着用脚触碰头部。配合几次呼吸。

3 牢牢地抓住脚背，然后吸气，尽可能地将两臂和两腿向上伸展，伸过头顶，试着伸直手臂。保持这个体式 15 秒。

4 继续抓住脚背，弯曲双肘，将双脚下拉直至脚后跟放在头上。逐步加大幅度，放低双脚，直至脚后跟碰触双肩。保持这个体式几秒钟。

5 呼气，双腿和双臂向上伸展，依次松开双腿，迅速放下双手，放低躯干和头部，俯卧放松。

圣哲格拉达第一式

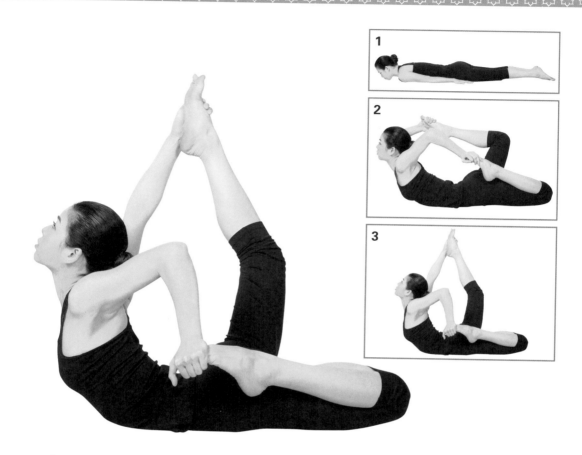

格拉达是一位圣哲的名字，他是《格拉达本集》一书的作者，这个体式就是献给他的。

→ 难度 ★★★★★★

动作

1 脸朝下，俯卧在地面上。

2 呼气，曲左膝，左脚贴近左臀；抬高左臂，屈肘向后伸展，左手抓住左脚趾。再次呼气，屈右膝，右脚伸向右臀方向；抬高右臂，屈肘向后伸展，右手抓住右脚趾。吸气，抬高躯干，头部、胸部离地。配合几次呼吸。

3 左手下压左脚，使左脚和右手臂成蛙式。右臂伸直，右腿向上伸展，躯干进一步上抬，头部后仰，腹部和盆骨区域紧贴地面。保持这个体式 15 ~ 20 秒。

4 呼气时，回到动作 2。双手松开双脚，放低头部和胸部，俯卧。换边重复这个体式。

> **注意事项**
>
> 由于腹部抵住地面的压力，呼吸会加快，因此保持这个体式时要注意调整呼吸。

脸颊敬畏式

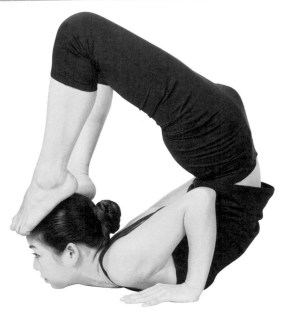

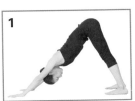

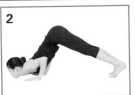

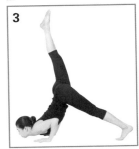

动作

1 首先完成下犬第一式。

2 保持双腿和腰背挺直，弯曲双肘，放低躯干，胸部落于弯曲的双肘之间，抬起头部，下巴触地，脚后跟离地，仅以下巴、双手及脚尖支撑全身重量。

3 吸气，手掌紧压地面，抬高右腿，向上伸直。

4 身体重心前移，左腿上扬，与右腿并拢，向上伸直，只有下巴和手掌接触地面。

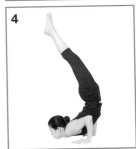

5 吸气，把身体的重量移向颈部和下巴，放低躯干，使颈部和胸部触碰地面，同时弯曲双膝，放低双脚，直至将双脚放在头顶上。保持这个体式 10 ~ 30 秒，正常地呼吸。

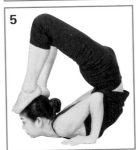

6 双脚离开头顶，向后下压，回到地面上；抬起头部，放低躯干和双肘，俯卧放松。

→ 难度 ★ ★ ★ ★ ★ ★

益处

这个体式不仅能够锻炼整个脊柱和腹部器官，还能刺激根轮、下腹轮和喉轮的神经中枢，以及这些区域的腺体。由于这些腺体得到了充足的血液供应，因此也就增强了它们的功能，使身体更有活力。

单脚内收直棍第二式

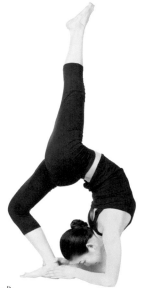

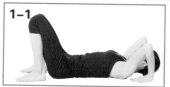

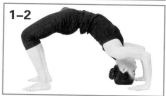

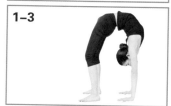

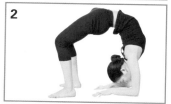

动作

1 首先完成轮式第一式。

2 呼气，左手屈肘，手掌和小臂放在地面上，然后右手屈肘，手掌和小臂也放在地面上。颈部朝脚的方向伸展，配合几次呼吸。

3 再次呼气，颈部继续朝脚的方向伸展，双脚贴近双手，使其能握住同侧脚踝。

4 双手抓住右脚踝，吸气，再呼气，抬起左腿，屈膝，膝盖朝上，保持身体平衡。

5 向上展肩，伸展脊柱，将左腿垂直向上抬起，保持膝盖绷直。保持这个体式 10 ~ 15 秒。

6 将左腿放回到地面。双手抓住左脚脚踝，这次抬升右腿重复这个体式。

→ 难度 ★ ★ ★ ★

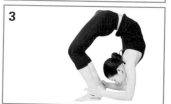

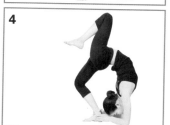

⑨ 注意事项

由于腹部肌肉的收缩，呼吸会变得急促和吃力，因此要注意调节呼吸。

⑫ 益处

在这个体式中，腹部肌肉得到了锻炼，脊柱也得到了加强。由于躯体的伸展更为强烈，因此益处也相应更大。

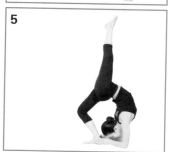

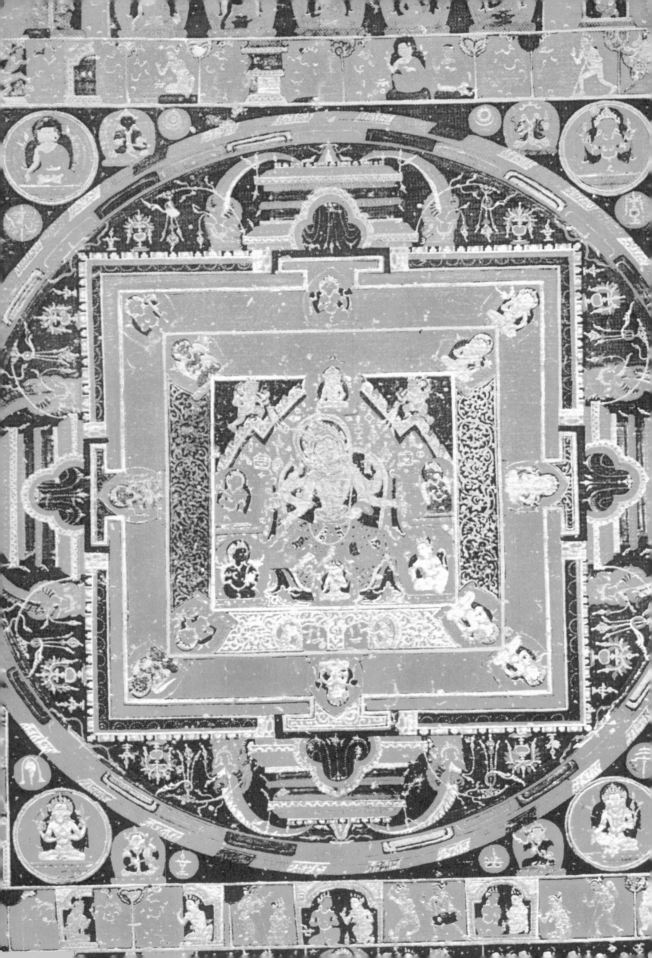

Ⅳ 扭转 Twisting Asanas

控制莲花式

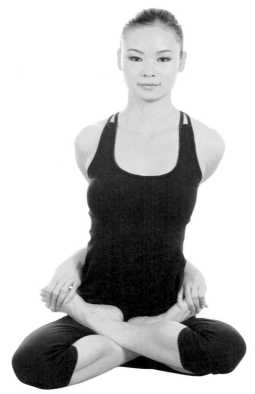

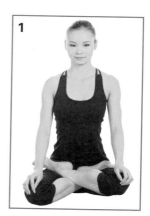

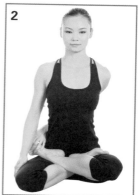

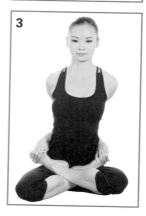

动作

1 以全莲花坐姿坐下。

2 呼气，左臂从肩部向后摆，左前臂贴近右臀，左手抓住左脚背。保持这个姿势，吸气。

3 呼气，右臂从肩部向后摆，右前臂贴近左臀，右手抓住右脚背。肩部向后伸展，脊柱绷直，吸气。保持这个体势，完成几个呼吸。

4 双手松开双脚，交换双腿位置和手抓脚的先后顺序，重复这个体式。

5 双手松开双脚，以莲花坐姿坐下，放松。

→ 难度 ★★★★★★

⑨ 注意事项

　　如果脚背难以抓到，就尽量将肩部向后伸展，从而使两侧肩胛骨尽量靠近。练习时总是先抓住放在最上面的那只脚。

瑜伽身印

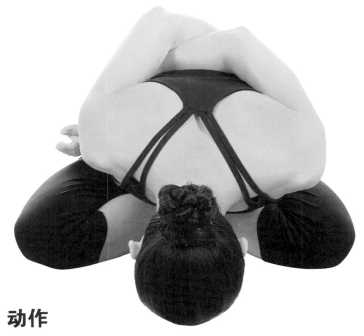

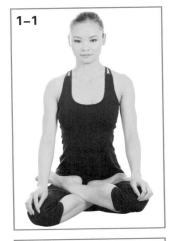

1-1

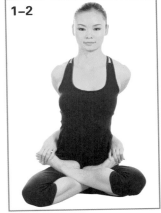

1-2

动作

1 首先完成控制莲花式。

2 用手紧紧地抓住脚背，深深地吸气，然后呼气，躯干从臀部开始向前弯曲，直至头部碰触到地面。腹部和盆骨区域紧贴小腿胫骨和双脚脚跟。双手抓住双脚，保持稳固；脸朝下，前额和鼻尖触地。保持这个体式 30 ~ 60 秒，正常地呼吸。

3 抬升躯干和头部，双手松开双脚，以莲花坐姿坐下，放松。

→ 难度★★★★★★

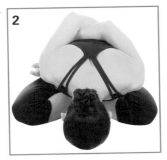

2

🏠 **益处**

　　瑜伽身印能够增强肠胃蠕动，提高肠胃的消化功能，缓解便秘。

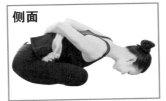

侧面

圣哲玛里琪第三式

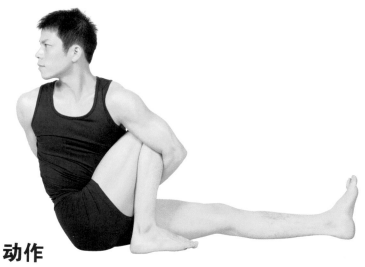

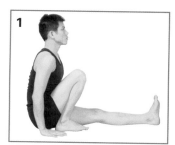

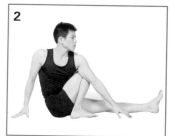

动作

1 坐在地面上，双腿向前伸直。弯曲右膝，膝盖朝上，右脚平放在地面上，右小腿后部紧贴右大腿后部，右脚脚后跟靠近会阴处，右脚内侧则与左大腿根部内侧相触。左大腿、小腿至脚跟都放在地面上。

2 呼气，脊柱向右侧扭转90度，胸部越过右膝，将左臂移至右大腿上，左上臂外侧与右膝外侧紧贴；右臂向后略移，放于右臀外侧地面上，掌心朝下。

3 脊柱进一步向右扭转，带动头部向右侧偏转；右臂绕过后背向左侧腰部伸展。再次呼气，弯曲左肘，左臂绕过右膝向左侧腰部伸展，左手抓住右手手腕。右膝紧紧抵住左臂，背部向上伸展。左腿始终挺直并牢牢地放在地面上，保持这个体式30～60秒，深长而均匀地呼吸。

4 松开背后握着的双手，躯干回转，右腿伸直，回到地面上。换另一侧重复这个体式。

背面

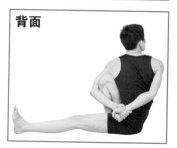

→ 难度 ★★★★★

🔈 注意事项

刚开始练习时，练习者会感到向侧面扭转很困难，但是随着练习时间的增加，腋窝就可以碰到弯曲的膝盖了。如果感觉难以抓住手腕，可以先两手手指相扣，然后逐步让手掌相握，最后用一只手握住另一只手的手腕就会变得容易了。

圣哲玛里琪第四式

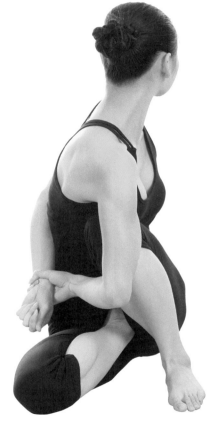

动作

1 坐在地面上，双腿向前伸直，双臂垂于身体两侧。

2 弯曲右膝，右脚放在左大腿根部，右脚脚跟抵住脐部中心，右腿呈半莲花式；左腿保持绷直；双手分别放在双膝上。

3 弯曲左膝，膝盖朝上，左脚平放在地面上，脚后跟触碰会阴处。伸展脊柱，躯干保持正直。

4 呼气，躯干、颈部和头部同时向左扭转90度，右腋窝抵住左大腿外侧，右肩越过左膝，通过进一步向左扭转脊柱，使右臂向前伸展，保持1个呼吸的时间。然后绕过左膝，弯曲右肘，右手放于腰后，左膝盖牢牢抵住右腋窝，保持1个呼吸。深呼气，左臂绕过后背向躯干右侧伸展，使右手能够握住左手手腕；胸部向两侧扩展，脊柱向上伸展。保持这个体式30秒钟，均匀地呼吸。

5 松开双手，伸直双腿，然后在另一侧重复这个体式。

→ 难度★★★★★

 益处
这个体式能够活跃脐部附近的神经，调理肝脏、脾脏和胰腺功能，还能使肩部更加灵活。

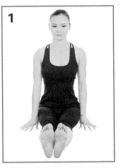

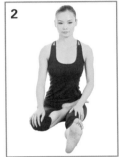

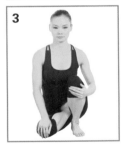

背面

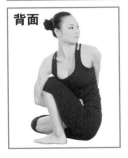

套索扭转式

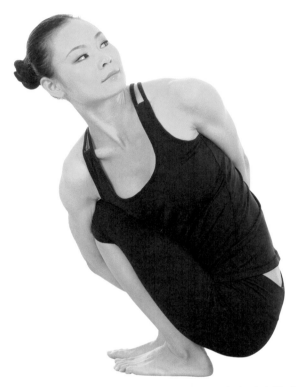

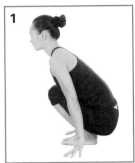

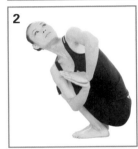

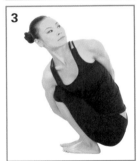

背面
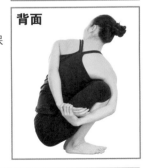

动作

1 双脚并拢，蹲在地面上，脚掌和脚跟贴地，大腿后部紧贴小腿后部。

2 躯干、头部、双臂均向左侧扭转90度，双手于胸前合掌，头部上扬，双眼视线朝上。

3 分开双手，双臂分别从躯干两侧向背部伸展；右腋窝抵住左膝外侧，弯曲右肘，右臂绕过左膝和右腿，右手握住左手。绷紧小腿肌肉以保持平衡，保持这个体式30～60秒，正常呼吸。

4 松开双手，身体回正。躯干向右扭转，重复这个体式。

→ 难度 ★★★★★

益处

这个体式可增强脚踝的力量和弹性。长时间站立工作的人练习这个体式，可使双脚得到休息。它还可以增强脊柱、肩膀的灵活性。这个体式可以按摩腹部器官，有助于改善消化功能，对肝脏、脾脏以及胰腺很有好处。尤其推荐糖尿病患者练习。

半鱼王第二式

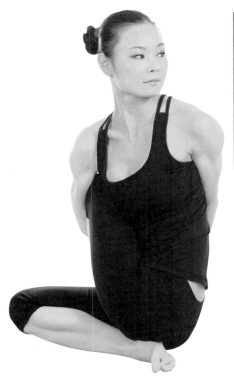
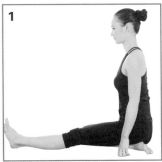
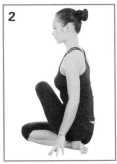
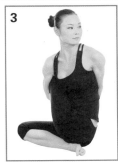
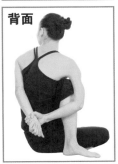

动作

1 坐在地面上，双腿向前伸直。弯曲右膝，将右脚放于左臀下面，放低臀部坐在右脚胫骨、脚踝和脚后跟上；左腿向前伸展，脚尖朝上。

2 弯曲左膝，左脚跨过右大腿，脚底平放在大腿根部外侧的地面上，左腿胫骨紧贴右大腿外侧。

3 呼气，躯干、颈部和头部向左侧扭转 90 度，双臂分别从躯干两侧向背部伸展，右腋窝抵住左膝外侧，弯曲右肘，右臂绕过右膝，右手握住左手手腕。保持这个体式 30 ~ 60 秒，深长地呼吸。

4 松开双手，伸直双腿，躯干回正。在另一侧重复这个体式。

→ 难度 ★★★★★

🏠 **益处**

在练习这个体式时，腹部一侧得到紧缩，另一侧得到伸展，因此锻炼了腹部器官。而脊柱的扭转能使背部、腰部、髋关节的疼痛得到缓解，颈部肌肉变得更加有力，肩膀活动更加自如。

卡西雅伯式

这个体式是献给圣哲卡西雅伯的。他是圣哲玛里琪的儿子（玛里琪是梵天的众子之一），他在创造世界中承担了重要的角色。据说卡西雅伯娶了达刹的第十三个女儿，另外他与阿底提一共生了十二名阿底提亚（"半神人"），他与迪提生了一群油提亚（"恶魔"）。通过与不同的妻子结合，他留下了很多后裔，比如毒蛇、爬虫、小鸟、月亮星座的仙女们等等。卡西雅伯是太阳神苏亚以及所有生物之父，他常被称为"万物之神"。

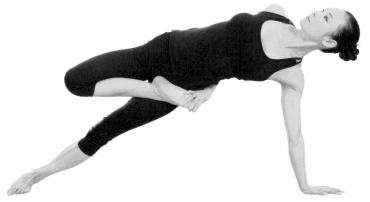

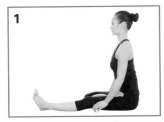

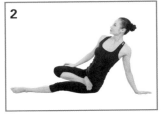

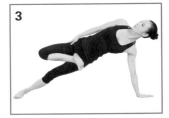

动作

1 以手杖式坐立。弯曲右膝，右脚放在左大腿根部，右脚脚跟抵住脐部中心，右腿呈半莲花式；左腿保持绷直。

2 左臂向体后伸直，左手撑地；抬起右臀，右腿抬离地面，整个身体向左倾斜。左臀、左小腿外侧及左脚外侧都贴在地面上。

3 吸气，左脚掌用力踩地，抬起左臀，挺直身体，头、身躯、左腿到左脚踝呈一条直线。左手臂绷直，右手放在右臀上，以左臂和左脚掌支撑全身重量。

4 呼气，右臂绕过背部向左侧伸展，使右手抓住右脚脚趾。整个胸部和伸展的左臂在同一个平面上。保持这个体式，完成几个呼吸。

5 再次呼气，右手松开，臀部落回地面，恢复手杖式坐立。换另一侧重复这个体式。

→ 难度 ★★★★★

🔔 **益处**

这个体式能够强健双手，缓解骶骨的疼痛，改善骶骨的僵硬状况。

全脊柱扭转

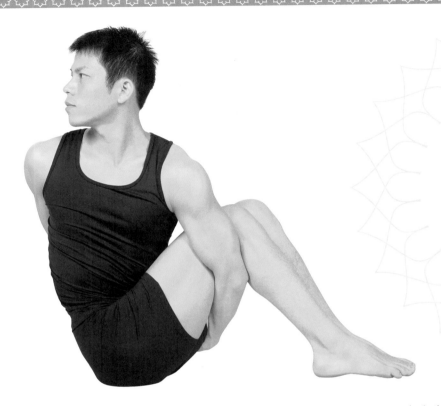

动作

1 坐在地面上，双腿向前伸展。屈膝向上，双腿并拢，脚底平放在地面上，躯干、颈部和头部向右侧扭转90度。右掌放于右臀后侧地面上，右臂绷直；左臂越过右膝，弯曲左肘，肘部紧贴左膝外侧，左小臂及手掌紧贴右大腿外侧。

2 呼气，右臂绕过后背向躯干左侧伸展；左臂向下绕过双腿膝下伸向躯干左侧，左肘内侧紧贴右大腿外侧，尽力伸展双臂，使左手握住右手。保持这个体式30 ~ 60秒，均匀地呼吸。

3 双手松开，躯干回正。身体向左侧扭转90度，反向重复这个体式。

→ 难度 ★ ★ ★ ★ ★

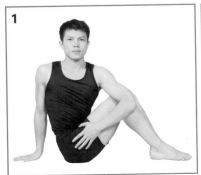
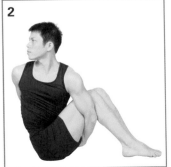
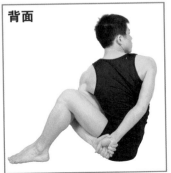

V 支撑平衡 Balance Asanas

支撑摇摆式

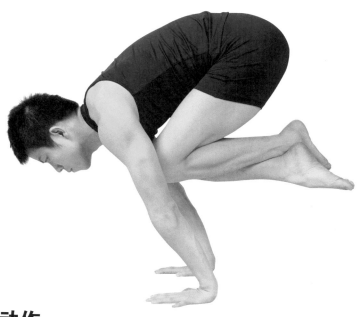

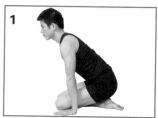

1

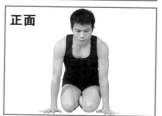

正面

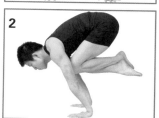

2

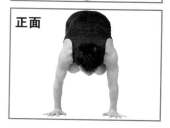

正面

动作

1 坐在地面上，双腿前伸。抬起臀部，右膝向后弯曲，右脚脚底放在左臀下；左膝弯曲向后，左脚底放在右臀下。双膝并拢，双脚交叉，使右胫骨放在左小腿上。脚背贴地，脚趾指向身后。臀部落于脚后跟上，手臂伸直，手掌放在双膝两侧地面上。

2 吸气，双手撑地，伸展手臂，抬起身体，双腿离开地面，身体重量完全放在手臂上，保持身体平衡。柔和轻缓地前后摆动躯干和腿部，正常地呼吸。尽量长时间地保持平衡。

3 身体回到地面，分开交叉的双腿。交换双腿交叉的位置，重复这个体式。

→ 难度 ★★★★★

益处

　　这个体式能够增强手腕和手臂力量，使臀部较小的肌肉也能得到很好的锻炼。它还能锻炼背部肌肉和腹部器官，同时能使腿部肌肉更有弹性。

公鸡式

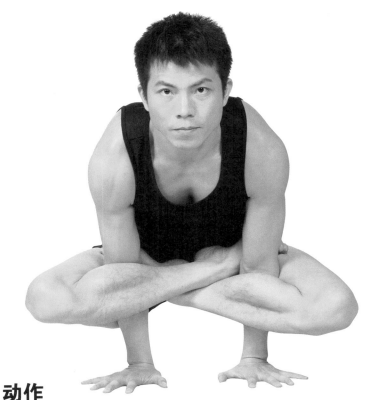

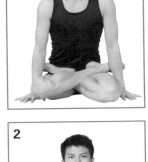

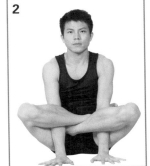

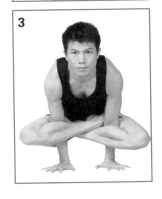

动作

1 以全莲花坐姿坐下，双手放在大腿两侧地面上。

2 双手分别插入同侧的大腿和小腿之间，肘部内侧紧贴小腿后部，肘部外侧则紧贴大腿内侧，双掌放在地面上，十指张开。下压双手，双膝向上抬起。

3 吸气，双掌紧压地面，身体向上抬升，臀部离地，躯干略向前倾，将身体重量全部放在双掌上，保持身体平衡。尽所能保持这个体式，维持身体平衡，正常呼吸。

4 身体下压，臀部回到地面，放松双手，调换双腿相交的位置，重复这个体式。

→ 难度 ★★★★★

益处
这个体式可以增强腕部和腹部的力量。

胎儿式

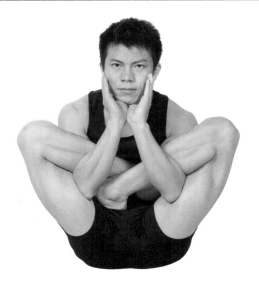

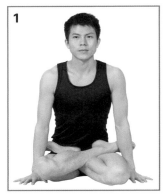

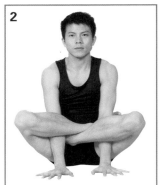

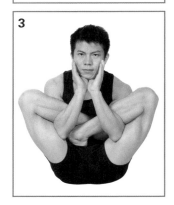

这个体式就像子宫里的胎儿，这个体式的名称表明，古代的圣哲们已经了解人体胚胎在母亲子宫内的生长及发育，尽管当时他们的医疗设备非常有限。

动作

1 以全莲花坐姿坐下，双手放在大腿两侧地面上。

2 双手分别插入同侧的大腿和小腿之间，肘部内侧紧贴小腿后部，肘部外侧则紧贴大腿内侧，双掌放在地面上，十指张开。下压双手，双膝向上抬起。

3 手臂向前推，直至手肘可以自由弯曲。呼气，弯曲手肘，大腿继续抬高，身体靠尾骨保持平衡，手掌分别放在耳朵下方的脸颊上。保持这个体式 15 ~ 30 秒，正常地呼吸。

4 双掌离开脸颊，双臂向下伸直，放低腿部，松开双手，伸直双腿，放松。调换相交的双腿，重复这个体式。

→ 难度 ★★★★★

益处

在这个体式中，腹部器官因受到挤压而增强了这一区域的血液循环，从而使腹部能够保持健康。

圣哲阿斯塔瓦卡茹支撑式

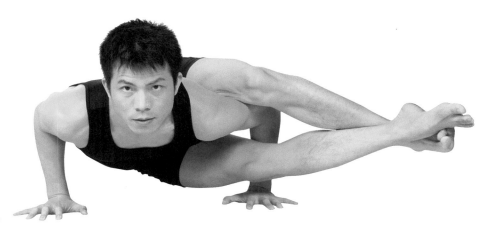

动作

1 以手杖式坐在地面上。

2 左肩下沉，弯曲左肘，左腿向上抬起，绕过左臂向前伸展，将左大腿后侧放在左上臂外侧。

3 弯曲右膝，将右脚脚踝放在左脚脚背上，使双腿交叉。双手紧压地面，臀部和腿部向上抬起，离开地面，保持身体平衡。

4 呼气，弯曲双肘，使上臂与前臂垂直，双掌紧压地面，身体重量完全放在双掌上，保持身体平衡；双腿向左侧伸展，保持双脚交叉，左臂置于双腿之间，躯干前倾，与地面保持平行。尽可能地保持这个体式，正常地呼吸。

5 吸气，伸直双臂，抬起上身，松开交叉的双腿，回到手杖式坐立。交换双腿位置，在右侧重复这个体式。

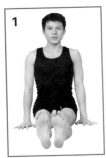
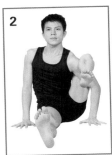
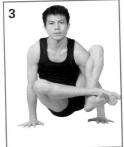
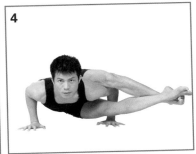

→ 难度 ★★★★★

益处
这个体式可以增强腕部和腹部的力量。

脚并拢双臂支撑式

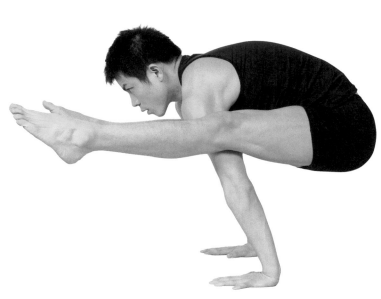

→ 难度 ★ ★ ★ ★ ★

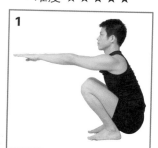
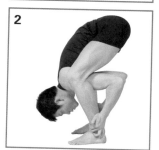
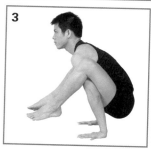
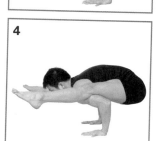
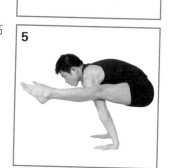

动作

1 双脚并拢，蹲在地面上，脚掌和脚跟贴地，大腿后部紧贴小腿后部。双脚分开约 45 厘米，双臂向前伸展，与肩同宽。

2 抬升臀部，躯干前倾，向下移动双臂并从双腿内侧向后伸展，屈手肘，双手分别握住外侧脚踝，双膝弯曲，膝窝紧紧夹住上臂。

3 双手放在双脚外侧的地面上，手臂绷直，身体重量全部落在双手上，双脚从地面抬起，臀部下压，带动身体重心后移，保持身体平衡，头部抬起。

4 吸气，弯曲双肘，双腿伸直。同时躯干向前俯下，使躯干、双腿都与地面平行。

5 吸气，双掌紧压地面，慢慢绷直双肘，双臂向上伸展，水平抬高双腿、臀部和躯干，保持身体平衡。保持这个体式 20 ~ 30 秒，正常地呼吸。

6 呼气，弯曲双肘，放低身体回到地面，放松。

脚交叉双臂支撑式

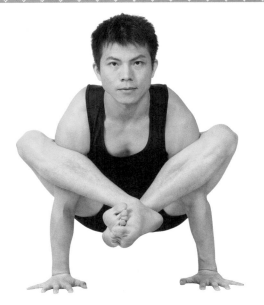

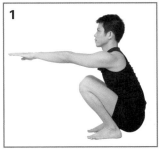

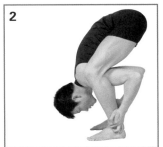

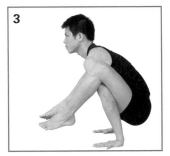

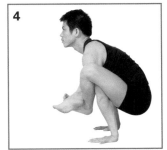

动作

1 双脚并拢，蹲在地面上，脚掌和脚跟贴地，大腿后部紧贴小腿后部。双脚分开约 45 厘米，双臂向前伸展，与肩同宽。

2 抬升臀部，躯干前倾，向下移动双臂并从双腿内侧向后伸展，屈手肘，双手分别握住外侧脚踝，双膝弯曲，膝窝紧紧夹住上臂。

3 双手放在双脚外侧的地面上，手臂绷直，身体重量全部落在双手上，双脚从地面抬起，臀部下压，带动身体重心后移，保持身体平衡，头部抬起。

4 将双脚在脚踝处交叉，右脚放在左脚上，两只脚的脚背相互紧贴。尽可能地伸展双臂，头部抬起。尽量长时间地保持这个体式，正常地呼吸。

5 松开双脚，回到地面上，放松双臂，双手从地面抬起，回到第 1 步。调换双脚交叉的位置，重复这个体式。

→ 难度 ★★★★★★

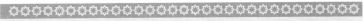

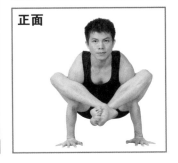

正面

🕉 注意事项

为了稳固身体的平衡，可以尽可能地把大腿后部放在上臂高处。

ⓘ 益处

通过练习这个体式可以加强双手和手腕的力量，增强腹部肌肉。同时臂部小肌肉也能得到锻炼和增强。

孔雀式

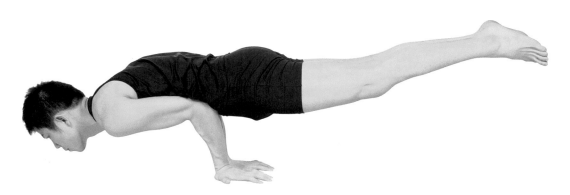

→ 难度 ★ ★ ★ ★ ★

动作

1 跪在地面上，双腿稍微分开。身体前倾，背部伸展，双臂略微分开，肘部绷直，双掌向内翻转放在地面上，手指指向脚的方向。

2 弯曲双肘，使前臂靠拢，身体重心前移，前额着地，手肘抵住腹部横膈膜，胸部紧贴上臂的后部。竖起脚掌，脚尖触地。

3 吸气，双腿并拢并伸直，把身体重量放在手腕和手掌上，从地面抬起头部及双膝，整个身体向前伸展。

4 继续吸气，从地面抬起双腿向后伸展，同时躯干和头部向前伸展，双掌用力撑地，保持身体平衡。保持这个体式 30 ~ 60 秒。调整呼吸，尽力保持平稳。

5 放低头部回到地面上，双腿着地，伸展双臂，放松。

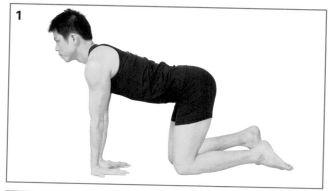

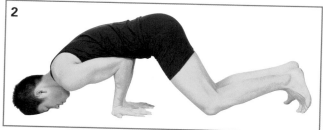

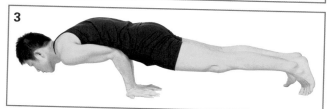

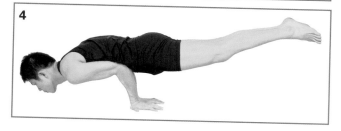

反半月第二式

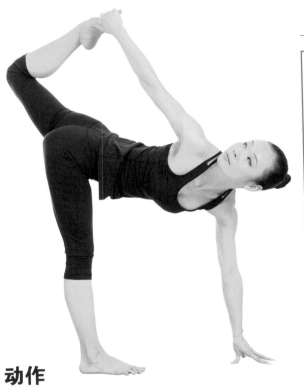

→ 难度 ★ ★ ★ ★ ★

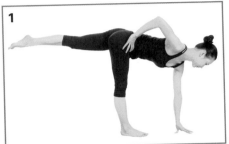

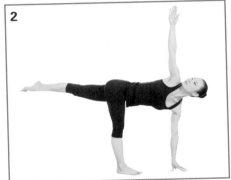

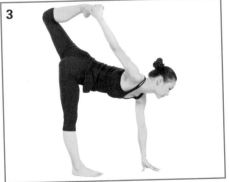

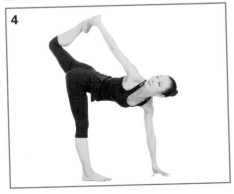

动作

1 山式站立。右脚向左转90度，从腰部开始，将躯干和头部向左侧扭转90度。身体前倾，左臂向下伸展，五指指腹压地；右肘弯曲，右手放在右臀外侧。将身体重量放在左手和右脚上，保持平衡，抬起左脚向后伸展，左腿绷直，与地面保持平行，右膝不要弯曲。

2 右臂向上伸展，胸部和头部朝右侧翻转，保持肩部伸展向上，双手手臂呈一条直线。身体重量放在右脚和右臀上，左手只是作为身体平衡的支撑。保持这个姿势几秒钟，正常呼吸。

3 躯干和头部向左侧回转90度，双眼视线朝向地面；弯曲左膝，脚趾指向头部；右臂伸向左脚，右手握住左脚脚背，用力下压，手臂绷直，脊柱保持伸展。

4 呼气，身体保持平衡；再次将躯干和头部向右侧扭转90度，双眼视线越过右肩看向右手。保持这个体式30～60秒，正常地呼吸。

5 抬起躯干，左脚回到地面，恢复山式站立。换另一侧重复这个体式。

侧公鸡式

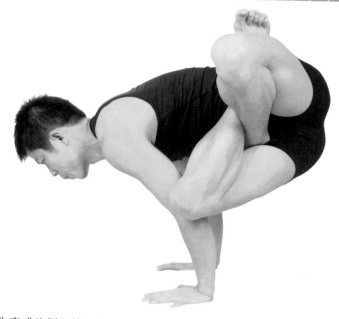

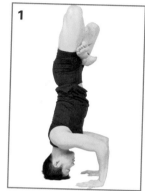

动作

1 首先完成头倒立第二式。头顶紧压地面，双掌撑地，前臂与地面垂直，保持身体平衡。先将左脚放在右大腿根部，再将右脚放在左大腿根部，双腿呈全莲花式。

2 呼气，将臀部和腿部向左侧扭转，放低双腿，使右大腿放在左上臂上。保持身体平衡一段时间，较快地均匀呼吸。

3 吸气，将身体重量全部放在双臂和双掌上，双掌撑地，抬起躯干和头部，背部伸展，保持平直。身体靠双手平衡，保持几秒钟。

4 呼气，弯曲双肘，头部抵地面上，回到头倒立式。

5 在头倒立的体式上休息一会，然后交换双脚交叉的位置，再次进入全莲花式，在躯干右侧完成这个体式。

→ 难度 ★ ★ ★ ★ ★ ★

注意事项
这是一个有难度的体式，最难的地方就是把大腿放在另一侧的胳膊上。因此需格外注意在练习这个动作时保持身体平衡。

益处
这个体式可以使双臂和胸部、腹部器官变得强壮，增强生命活力。

格拉威亚式

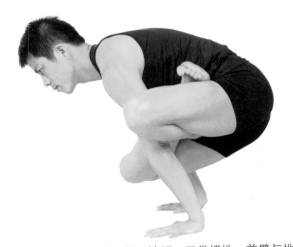

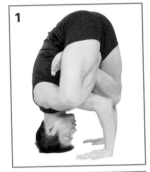

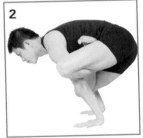

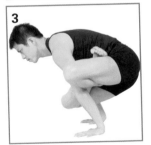

动作

1 首先完成头倒立第二式。头顶紧压地面，双掌撑地，前臂与地面垂直，保持身体平衡。先将左脚放在右大腿根部，再将右脚放在左大腿根部，双腿呈全莲花式。呼气，弯曲躯干，使大腿碰触胸部、腹部。保持几个呼吸的时间。

2 伸直手臂，抬起躯干和头部，背部伸展。臀部向左侧扭转，呼气的同时放低交叉的双腿，将两腿胫骨交叉的地方放在左上臂处。保持身体平衡，配合几次呼吸。

3 吸气，臀部继续下压，带动躯干和头部抬升；双膝进一步向前移动，大腿尽力与地面保持平行；双臂绷直，绷紧腹部横膈膜区域的肌肉，尽可能地保持这个体式几秒钟，正常地呼吸。

4 弯曲双肘，头顶放在地面上，回到头倒立第二式，双腿保持全莲花姿势，完成几次正常的呼吸。

5 呼气，弯曲躯干，将双腿放在右上臂处，重复这个体式。

→ 难度 ★★★★★★

🔁 **注意事项**
在这个体式中，双臂将会感到很大的压力，经过多次练习则可减轻。

🔁 **益处**
通过不断练习这个体式，手腕和腹部器官将变得更加强健，腹部两侧的肌肉能得到很好的锻炼，脊柱会更有弹性，颈部和肩膀会更有力量。

单腿格拉威亚式

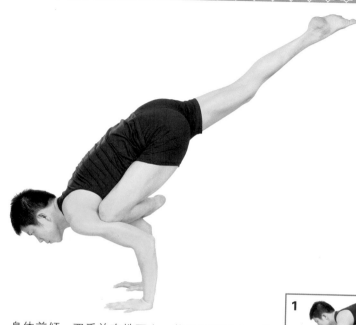

动作

1　山式站立。身体前倾，双手放在地面上，落于肩膀下方，分开与肩同宽，手肘绷直，指尖朝前。将左脚放在右大腿根部，呈半莲花式，左小腿胫骨压在右大腿上，左脚脚背紧贴右上臂外侧，脚底朝外，左膝抵在左腋窝处。弯曲双腿和躯干直至与地面平行。抬升头部，颈部绷直。

2　将身体重量完全放在双臂和双掌上，双手紧压地面，屈膝抬起右腿，右脚离开地面，保持身体平衡。稳固右腿姿势，配合几个呼吸。

3　左膝紧紧抵住左腋窝，呼气，屈肘，上臂与地面平行，前臂与地面垂直，身体重心前移，吸气，右腿向后上扬，膝盖绷直，右腿完全伸展。伸展颈部，尽可能将头抬高。保持这个体式几秒钟，正常地呼吸。

4　弯曲右膝，回落到地面上，抬起躯干，回到山式站立。深呼吸几次，交换双腿动作重复这个体式。

→ 难度 ★★★★★★

益处

这个体式能够加强手腕的力量，按摩腹部器官，促进腹部区域的血液循环。

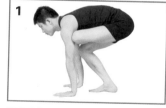

正面

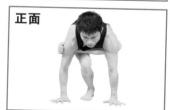

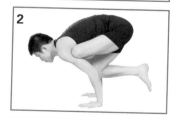

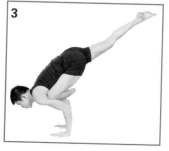

单腿康迪亚第一式

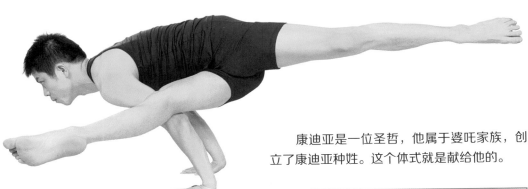

康迪亚是一位圣哲，他属于婆吒家族，创立了康迪亚种姓。这个体式就是献给他的。

动作

1 以手杖式坐立。向上屈膝，双脚并拢，平放在地面上，躯干和头部向右扭转 90 度，双手落于身体右侧地面上，左上臂紧贴右大腿外侧。

2 吸气，双掌紧压地面，双臂用力撑地，抬起臀部离地，躯干前倾，右大腿与腹部紧贴，保持身体平衡。

3 继续抬高臀部，躯干水平伸展，颈部绷直，同时双脚离地，双腿抬升至手肘部处，双膝弯曲，右膝紧压左上臂，左腿紧靠在右腿上，身体重量完全放在双臂和双掌上，保持两个呼吸的时间。

4 呼气，屈肘，上臂与地面平行，前臂与地面垂直，绷直双膝，左腿朝后、右腿朝身体侧面完全伸展，左腿膝窝紧紧压在左肘上。保持这个体式 30 秒钟，正常地呼吸。

5 并拢双腿，弯曲双膝，呼气，坐回地面上。换方向重复这个体式。

→ 难度 ★ ★ ★ ★ ★ ★

益处

在这个体式中，双腿对腹部的压力能够按摩腹部器官，脊柱的扭转则能活跃和加强脊柱，同时手臂和颈部也能得到很好的锻炼。

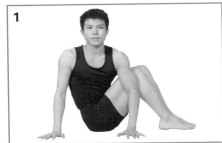

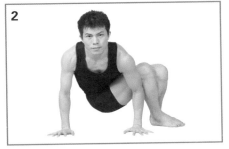

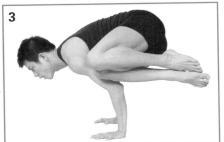

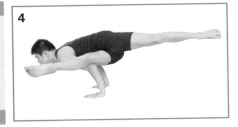

单腿格拉威亚第二式

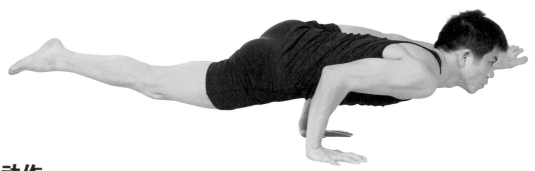

动作

1 山式站立。呼气，弯曲膝盖，右腿向后退一大步（约 1.2 米），右膝和脚趾触地；左小腿胫骨与地面垂直，脚趾朝前。双手手掌落于左脚内侧，手臂伸直，双手之间的距离不超过肩宽。脊柱和头部向上伸展，目视前方。

2 弯曲手肘，身体重心向前向下移动，左手绕过左后脚跟，落于左脚外侧，与右手平行。躯干与地面水平。

3 吸气，头和躯干朝地面移动，双腿伸直，抬离地面。用双手保持身体平衡，右腿向后伸展，左腿向左侧伸展，左大腿后部紧贴左上臂外侧。伸展脊柱和颈部，保持头部抬起。尽可能地保持这个体式，调整急促而紧张的呼吸，使其保持均匀。

4 放低双腿回到地面上，左腿从左臂上移开，身体回到地面上，放松。交换双腿的姿势和位置，重复这个体式。

→ 难度 ★ ★ ★ ★ ★ ★

注意事项
这个体式非常强烈，需要坚持不懈的努力才能掌握。

益处
这个体式能够强健手臂，锻炼腹部器官和大腿肌肉。

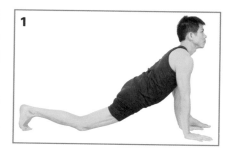

1

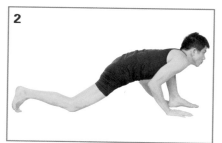

2

3

侧面

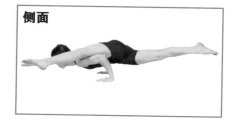

单腿起重机第一式

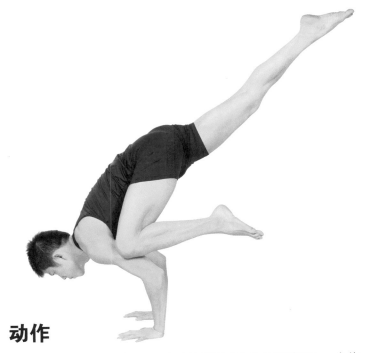

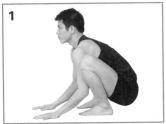
1

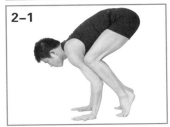
2-1

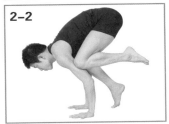
2-2

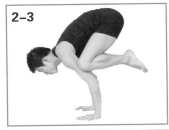
2-3

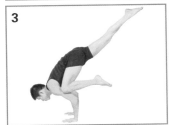
3

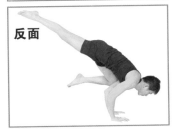
反面

动作

1 双脚分开蹲在地面上，脚底和脚跟完全地放在地面上。身体前屈，胸腹紧贴双腿内侧，分开双膝，双肩放于双膝之间，手臂向前伸展，手掌落于脚趾前方地面上。抬头，目视前方。

2 呼气，脸朝下，躯干前倾，踮起脚尖，脚掌和脚跟离地，逐步将躯干向上抬起，带动臀部和双腿向上。将身体重量放在双手上，吸气，依次抬起左、右脚。双肘略弯，双膝弯曲，膝盖紧紧抵住上臂后侧，大腿紧贴腹部，小腿后部紧贴大腿后部，双腿并拢。保持身体平衡，完成一次深长呼吸。

3 吸气，右腿向后向上伸展，完全伸展脊柱和右腿。保持这个体式 10 ~ 20 秒，正常呼吸。

4 弯曲右膝，双腿下压，双脚平放在地面上。换左腿伸展，重复这个体式。

→ 难度★★★★★★

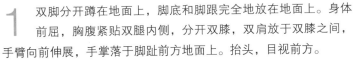

🔰 **益处**

在这个体式中，腹部一侧收缩，另一侧则伸展，使得腹部肌肉和器官得到了极大的锻炼。

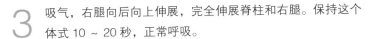
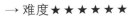

单腿起重机第二式

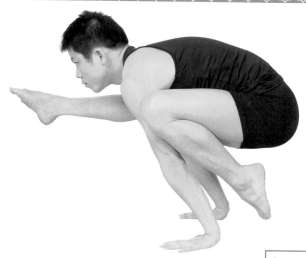

动作

1 双脚分开，蹲在地面上，双臂放于双腿之间，双臂外侧紧贴腿部内侧，双掌分别放于双脚前方。

2 吸气，脸朝下，躯干前倾，踮起脚尖，脚掌和脚跟离地，逐步将躯干向上抬起，带动臀部和双腿向上，同时双掌用力撑地，双肘绷紧，双臂伸直，与地面保持垂直；双膝弯曲，膝盖紧紧抵在腋窝下。吸气再呼气，抬起左脚，脚尖离地，脚背朝下，左膝盖紧紧抵住左腋；双臂用力撑地，保持身体平衡，完成一次深长的呼吸。继续吸气抬起右脚，脚尖离地，脚背朝下，右膝盖紧紧抵住右腋，双脚并拢，小腿尽力向大腿贴近；身体重量完全放在双臂和双掌上，用力支撑身体平衡。

3 放低躯干和臀部，臀部朝下，带动小腿绷直，双脚脚尖朝下，靠近地面；呼气，右小腿向前完全伸展，脚背朝上，脚尖朝前，腿部绷直；双臂用力绷直，保持身体平衡。

4 保持这个体式 10 ～ 20 秒，正常地呼吸。

5 弯曲右膝，放低双脚回到地面上。换左腿向前伸展，重复这个体式，保持相同的时间，正常地呼吸。双脚逐步回到地面上，放松双臂，休息。

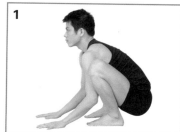

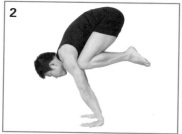

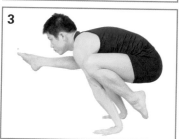

→ 难度 ★★★★★

益处

这个体式能够锻炼腹部器官和肌肉，使手部、胸部和背部更为强壮。

瑜伽拐杖式

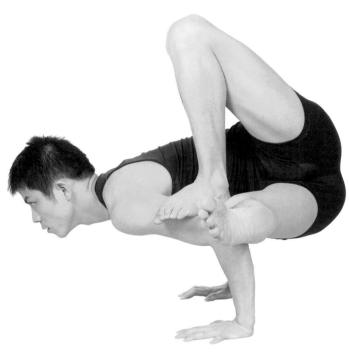

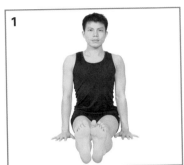

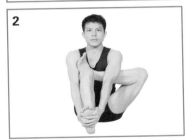

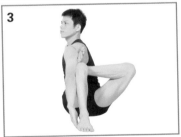

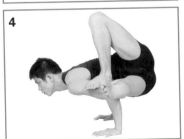

正面

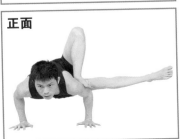

动作

1 以手杖式坐立。

2 屈右膝，膝盖朝上，脚跟落地，脚掌朝外；屈左膝，外展，将左脚放在右大腿上，左小腿胫骨与地面水平。双臂向前伸展，双手环握住右脚脚弓。左小腿胫骨位于左腋窝下方。

3 呼气，躯干和头部向右侧扭转 90 度，脊柱向上伸展；右臂自然放于躯干右侧，左臂越过右腿和左脚，与左小腿外侧紧贴，同时左脚紧紧抵住左腋窝。

4 躯干和头部前倾，同时弯曲双肘，十指张开，双掌用力撑地，吸气，抬起臀部，直至躯干与地面水平。左膝朝上，左小腿胫骨与地面垂直，左脚掌落在左上臂外侧；右腿向躯干左侧伸展，右膝绷直。身体重量完全放在双臂和双手上，保持身体平衡。伸展脊柱和颈部，保持头部抬起。保持这个体式 30 秒钟，深长地呼吸。

5 呼气，臀部回到地面上，放松双臂，回到手杖式坐立。交换双腿的姿势和位置，重复这个体式。

侧起重机式

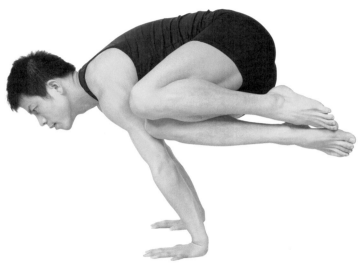

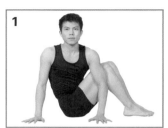
1

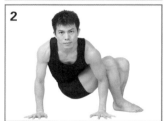
2

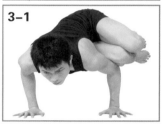
3-1

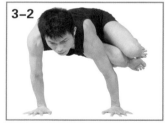
3-2

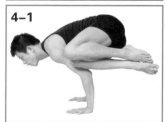
4-1

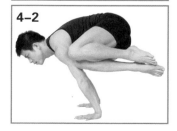
4-2

动作

1 以手杖式坐立。向上屈膝，双脚并拢，平放在地面上，躯干和头部向右扭转 90 度，双手落于身体右侧地面上，左上臂紧贴右大腿外侧。

2 吸气，双掌紧压地面，双臂用力撑地，抬起臀部离地，躯干前倾，右大腿与腹部紧贴，保持身体平衡。

3 继续抬高臀部，躯干向前伸展，颈部绷直。弯曲双肘，同时双脚离地，双腿抬升至手肘部，双膝保持弯曲，右大腿压左上臂，左腿紧靠在右腿上，身体重量完全放在双臂和双掌上，保持两个呼吸的时间。

4 再次吸气，双臂向上伸展，手肘挺直，双掌撑地，头、躯干和双腿都与地面保持平行。保持这个体式 30 秒钟，正常地呼吸。

5 放低双腿和臀部，回到手杖式坐立。换方向重复这个体式。

→ 难度 ★ ★ ★ ★ ★

益处

练习这个体式能够强健双臂，使腹部两侧的肌肉得到锻炼。

起重机式

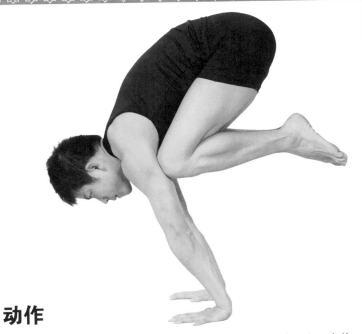

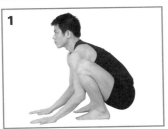

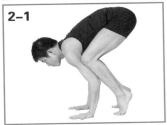

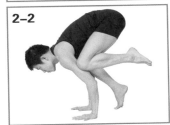

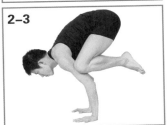

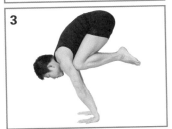

动作

1 双脚分开蹲在地面上，脚底和脚跟完全地放在地面上。身体前屈，胸腹紧贴双腿内侧，分开双膝，双肩放于双膝之间，手臂向前伸展，手掌落于脚趾前方地面上。抬头，目视前方。

2 吸气，脸朝下，躯干前倾，踮起脚尖，脚掌和脚跟离地，逐步将躯干向上抬起，带动臀部和双腿向上。将身体重量放在双手上，依次抬起左、右脚。双肘略弯，双膝弯曲，膝盖紧紧抵住上臂后侧，大腿紧贴腹部，小腿后部紧贴大腿后部，双腿并拢。保持身体平衡，完成一次深长的呼吸。

3 继续吸气，双肘绷直，双臂向上伸展，双掌用力撑地，保持身体平衡。在这个体式上保持 20 ~ 30 秒，正常地呼吸。

4 放低双腿和臀部，回到地面上，放松。

→ 难度 ★★★★★

其他选择

1. 首先完成体式练习的动作 1 ~ 3。

2. 放低躯干和臀部，直至与地面水平，双腿保持屈曲，大腿也与地面水平，小腿绷直，脚尖朝下。呼气，右小腿向前完全伸展，脚背朝上，脚尖朝前，膝盖绷直；双臂用力绷直，保持身体平衡。在这个体式上保持几秒钟，正常地呼吸。

完全莲花孔雀式

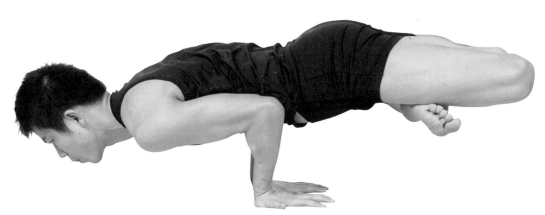

动作

1　以全莲花坐姿坐下。躯干前倾，手臂朝前伸展，双手落于肩膀下方地面上，指尖朝前。以膝盖支撑身体立起。

2　手掌向身体方向翻转，手腕内侧朝外，手指指向腿部方向。完全伸展脊椎和头部。

3　身体向前下压，头部前额着地，双腿随躯干前倾；弯曲手肘，肘部紧紧抵住腹部横膈膜，上臂的后部与胸部紧贴。

4　吸气，双掌用力撑地，将身体重量完全放在手腕和手掌上；双膝和头部从地面抬起，使整个身体从头部到双膝呈一条直线。保持这个体式 30～60 秒，正常地呼吸。

5　放低双腿和躯干，回到地面，松开双脚，伸展双腿。交换双脚交叉的位置，重复这个体式。

→ 难度 ★★★★★

🔔 益处

　　这个体式可以很好地强健前臂、手腕和肘部，增强腹部的力量，促进腹部区域的血液循环，改善消化功能，防止由于不良饮食习惯所导致的毒素堆积。糖尿病患者练习这个体式后可以从中受益颇多。

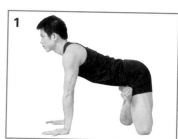

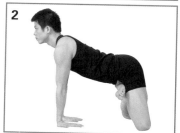

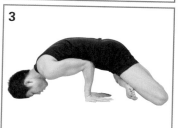

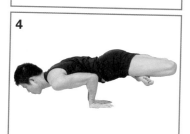

上公鸡式

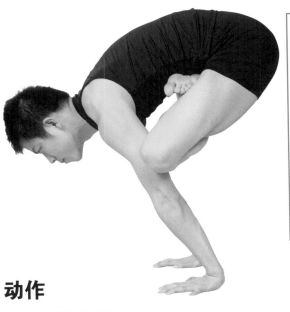

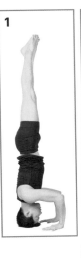

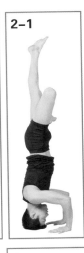

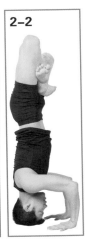

动作

1 完成头倒立第二式。

2 在身体稳固后，先将左脚放在右大腿根部，再将右脚放在左大腿根部，呈莲花式。

3 呼气，同时双腿下压放在上臂后部，尽可能地靠近腋窝处，带动背脊弯曲。稳固这个体式，保持平衡，均匀地呼吸几次。

4 吸气，双手手掌牢牢地按压地面，提升躯干，头部离地，脸朝下，颈部伸展，尽可能地抬高臀部。

5 双臂完全伸直，绷紧腹部横膈膜区域的肌肉，双手紧压地面，以保持身体平衡。保持这个体式几秒钟，正常呼吸。

6 呼气，弯曲双肘，放低头部回到地面上，松开交叉的双腿，回到头倒立第二式。交换双腿交叉的位置再次呈莲花式，重复这个体式。

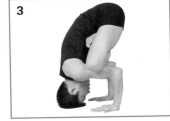

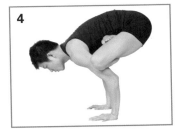

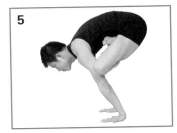

→ 难度 ★★★★★★

益处
这个体式能够让脊柱得到完全伸展，增强腹部器官的活力，强健肾脏功能，改善消化系统，增加脊柱灵活度，强健双臂。

VI 倒立 Handstand Asanas

头倒立双腿 90 度

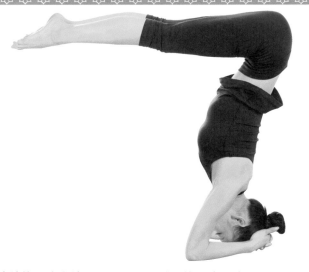

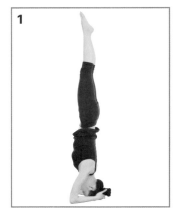

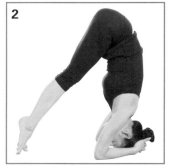

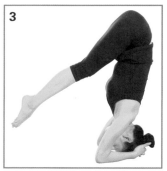

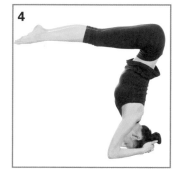

动作

1 双膝并拢，跪在地面上。双手屈肘，前臂放于地面上，两肘之间的距离不超过肩宽；双手十指相握，使手掌成杯形，将相扣的双手置于地面上。抬起臀部，身体前倾，头顶落在地面上，头部后侧抵住双手形成的杯形中。

2 头部固定后，从地面抬起双膝使双腿伸直，脚尖点地，伸展背部和脊柱中部区域。保持这个体式几个呼吸的时间。

3 吸气，抬起双脚，臀部向后，双腿同时抬起，双膝绷直，保持一个呼吸的时间。

4 继续吸气，同时抬起双腿直至与地面平行。伸展脊柱，保持这个体式 60 秒钟，正常地呼吸。

5 逐渐放低双腿和躯干回到地面上，放松。

→ 难度★★★★★★

🎲 注意事项
在这个体式中，颈部、肩膀和躯干不是与地面完全垂直的，而是轻微向内弯曲。

🔆 益处
有规律地练习头倒立式能让血液流入脑细胞，保证脑下垂体以及松果体得到充足的血液供应，使脑细胞更加活跃，思维能力得到增强，失眠、记忆力衰退以及缺乏活力的人都可以通过有规律和正确地练习这个体式得到改善。

上莲花倒立式

动作

1 首先完成头倒立第一式。

2 呼气，弯曲右膝，将右脚放在左大腿根部，右膝朝上，保持身体平衡。

3 继续呼气，弯曲左膝，将左脚放在右大腿根部，左膝朝上，双腿胫骨交叉，大腿保持垂直伸展，双脚脚底朝下，呈莲花式。保持这个体式 60 秒钟，深长均匀地呼吸。

4 大腿向上伸展，松开交叉的双腿，回到头倒立式。交换双腿交叉的位置，重复这个体式。

→ 难度 ★ ★ ★ ★ ★ ★

益处

这个体式能够使背部、肋骨和骨盆得到极大的拉伸，胸部得到完全的伸展，并能够促进骨盆区域的血液循环。

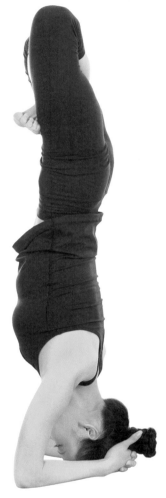

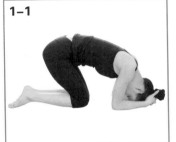
1–1

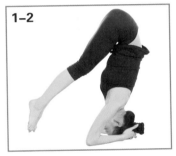
1–2

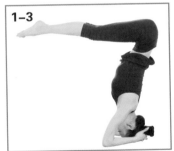
1–3

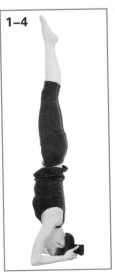
1–4

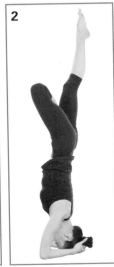
2

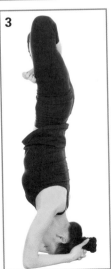
3

胎儿倒立式

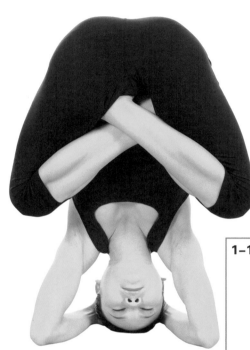

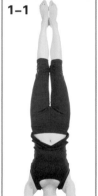

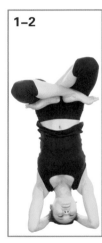

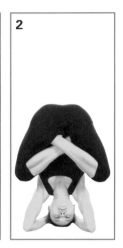

动作

1 首先完成上莲花倒立式。

2 呼气，弯曲臀部，双腿以莲花式下压，直至腿部降至碰到双臂腋窝附近的部位。保持这个体式20 ~ 30 秒，正常地呼吸。

3 吸气，抬升双腿回到头倒立，松开双脚，交换双腿交叉的位置，重复这个体式。

→ 难度 ★ ★ ★ ★ ★

益处

这个体式与前面的体式有着相同的益处。另外，在这个体式中，腹部器官通过收缩得到增强，并能促进该区域的血液循环。

膝碰耳犁式

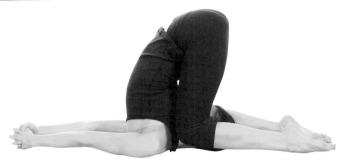

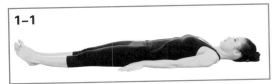

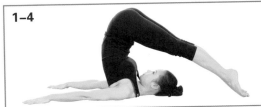

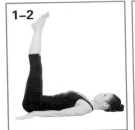

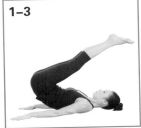

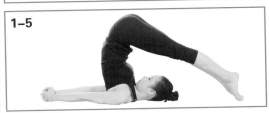

动作

1 首先完成犁式。

2 呼气，弯曲双膝，双腿向躯干靠拢，大腿与躯干相贴，右膝放在右耳边，左膝放在左耳边，双膝按压双耳，双脚相靠，脚背贴地。保持这个体式30～60秒，正常地呼吸。

3 吸气，移动双膝离开双耳逐渐伸展，抬升双腿回到犁式，呼气，松开双手，放低双腿和躯干回到地面上，放松。

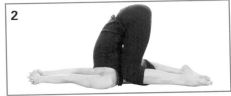

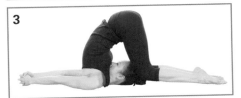

→ 难度 ★ ★ ★ ★ ★ ★

益处
　　这个体式能够使躯干、心脏和双腿得到很好的锻炼，同时脊柱得到伸展，有助于腰部的血液循环。

提手倒立

动作

1 坐在地面上，背脊挺直；双腿前伸，保持挺直。呼气，身体后仰，同时抬腿，保持膝盖绷直；腿部与地面保持30～60度角。手臂向前伸展，绷直，双手握住双脚足弓，拇指放于脚背上。身体的平衡靠臀部保持，脊柱的任何部位不能接触地面。

2 双臂拉动双腿向两侧打开约60度，保持身体平衡。

3 保持双腿姿势，双手松开，向前伸展，落于双腿内侧地面上，手臂伸直，两手掌之间的距离不超过肩宽。

4 吸气，双掌用力撑地，同时抬起臀部，躯干、头部前倾，脸朝下，使头部与臀部在一个水平线上。双腿绷直下压，但不要触地，以双手臂支撑全身重量。

5 继续向上抬高臀部，带动双腿向上提升，保持双腿张开，直至躯干与地面垂直。

6 继续吸气，双腿自体侧上扬，向上伸展并靠拢，双膝绷直。脊柱向上伸展，双腿与躯干、双臂保持在同一条直线上，并与地面垂直。保持这个体式20～30秒，正常地呼吸。

7 呼气，双脚回到地面上，放松双臂，休息。

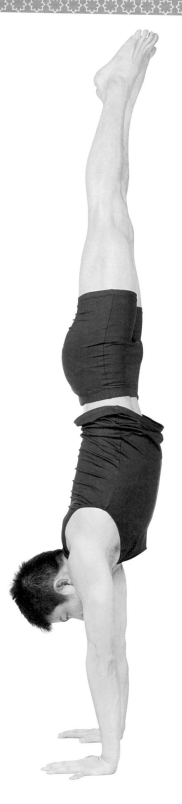

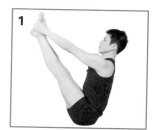

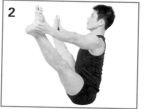

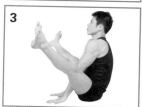

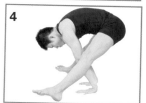

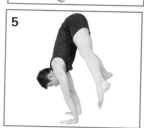

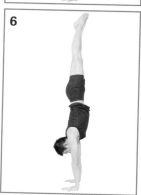

手倒立

动作

1 以山式站立，双脚分开，身体前屈，手掌放在地面上。双手之间的距离与肩同宽，双臂伸展，肘部绷直。

2 吸气，双臂绷直，双掌紧压地面，身体重量完全放在双掌和双臂上；右腿向上摆动，伸展，膝盖绷直；接着左腿向上摆动，注意保持身体平衡。

3 左腿向上伸展，与右腿并拢；双膝绷直，脚尖朝上；双腿完全伸展，与躯干、双臂保持在同一条直线上，并与地面垂直；双臂绷紧，保持身体平衡。保持这个体式 60 秒钟，正常地呼吸。

4 放低双腿和躯干逐步回到地面上，放松双臂，休息。

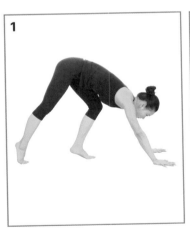
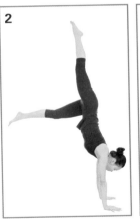
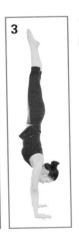
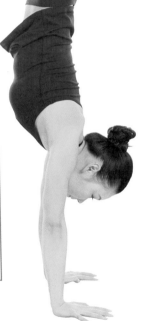

→ 难度 ★★★★★

益处

这个体式不仅能够促进身体协调，加强手臂和手腕的力量，而且让胸部得到完全的扩展。

头倒立第十式

动作

1 首先完成头倒立第一式。

2 双肘紧压地面，将头部从双手中抬起，尽量抬高，双眼视线看向双手，双手十指交叉，用力紧握；双臂绷紧，上臂与地面保持垂直。保持这个体式 10 ～ 30 秒，均匀地呼吸，保持身体平衡。

3 逐渐放低双腿和躯干回到地面上，放松双臂，休息。

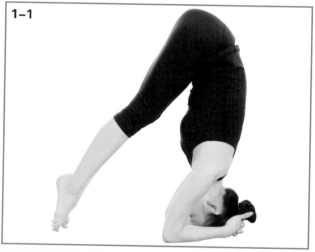
1-1

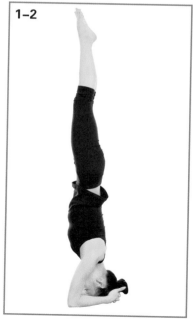
1-2

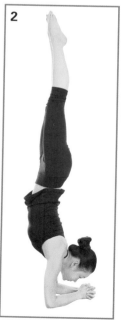
2

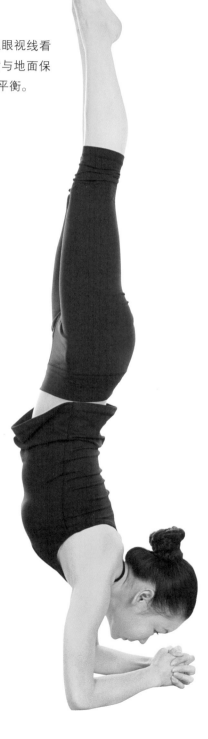

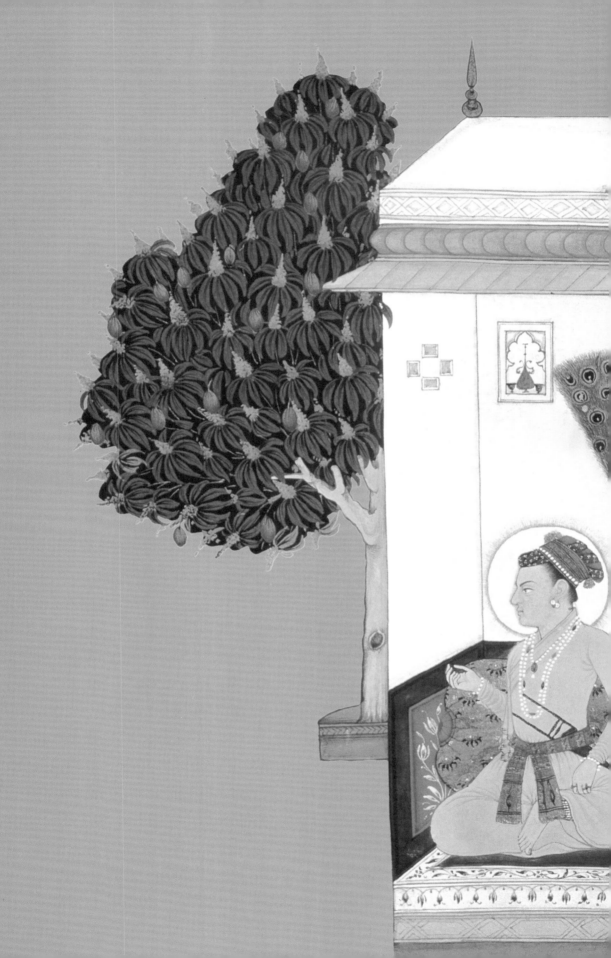

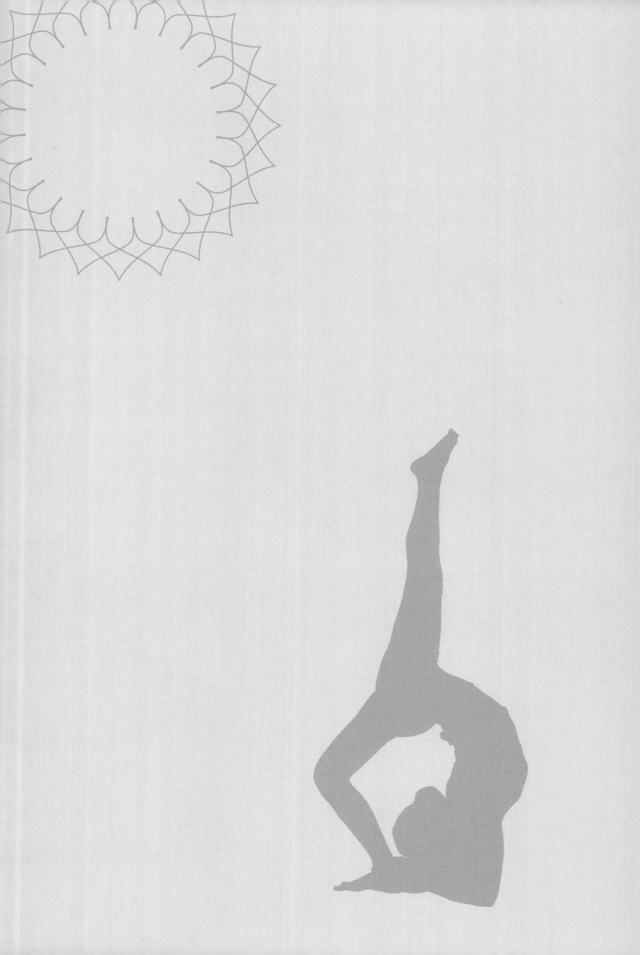

PART 6
Designing Asanas of Your Own
设计自己的瑜伽练习

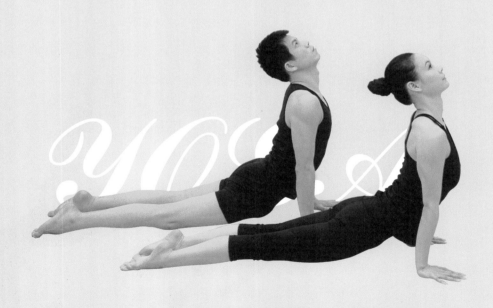

　　练习完瑜伽后，身体的感觉应该是轻松惬意的，不需要给自己定目标，全心地关注自己的感受，体会适度地指挥自己的身体就是最好的练习，也是最有益的练习。用自己的方式练习瑜伽才是安全的、舒适的、有效的。

I 设计练习原则 Designing Principles

❈ 要点掌握

● 动态与静态的姿势

进行动态的姿势意味着不停地重复同一个姿势的入式和出式,同时还要注意呼吸和动作之间的相互协调。

一个静态的姿势需要保持一段时间,时间则用完成呼吸的次数来计算(例如3到8个呼吸)。不过,这些静态的姿势也是动态地完成的——在瑜伽中,"静态"并不代表"不活动"或被动。

几乎每个姿势都有一个动态和静态的版本,如果你是初学者,应该先从动态版本开始,再进行静态版本。这样能使你的身体适应这个姿势的入式和出式,还能让身体相关部分得到热身运动,从而使大脑和身体为这个姿势做好准备。

保持一个姿势的基本条件是做这个动作不困难。重要的是要学会辨别身体有建设性地伸展和过于强迫自己身体之间的差别。

缓慢而又小心地进入和退出一个姿势,确保自己在做一个姿势时能轻松地呼吸。最好重复静态姿势两到三次,每次保持比较短的一段时间,这好过长时间扭曲地保持一个姿势。

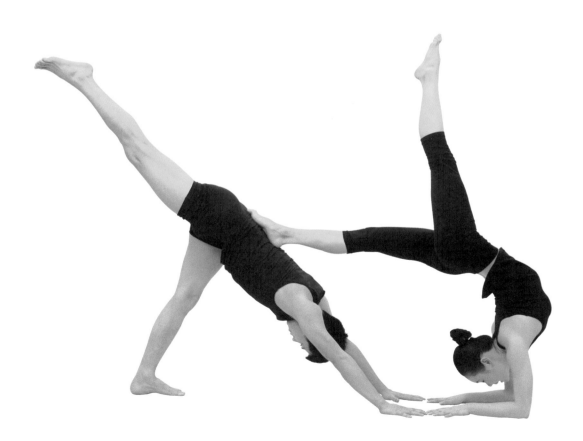

● 姿势和反姿势

每个姿势都需要另一个相反的姿势来保持身体的平衡，这个相反的姿势要么是把身体转向相反的方向，要么是让身体回到对称的姿势上来。这可以让身体恢复到平衡的状态，并从这些姿势中获得最大的益处。如果在你完成一个姿势后觉得不舒服，可以通过完成一个反姿势来解决这个问题，无论这个姿势是动态或静态的，还是休眠的。

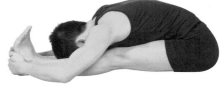

反姿势比原来的姿势更加容易完成，而且有可能是以休息一会的形式来完成的，这种形式是特别针对初学者设计的。

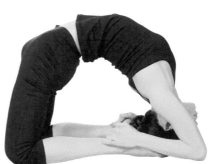

保持反姿势的时间是你保持普通姿势的时间的三分之一，或者你也可以动态地执行反姿势。特别需要反姿势来平衡的姿势包括后弯、扭曲、侧弯和倒立的姿势。

后弯的姿势以前弯姿势来平衡。

扭曲和侧弯的姿势以前弯对称的姿势来平衡。另外，在完成一个扭转或侧弯的姿势后，扭转或侧弯到另一个方向之前，要先回到对称的身体姿势。这样脊椎可以回到舒适的状态，并成为向另一个方向弯曲的起点（不要直接在完成一个扭曲或侧弯动作之前或之后，立即进行后弯的姿势，这样对脊椎很不利）。

倒立姿势以放松姿势来平衡，这样会让身体的血液循环恢复到平常的状态。在完成倒立姿势后，例如头部倒立，不要马上站起来，否则会导致头昏眼花。保持放松姿势一段时间，至少要有保持倒立姿势的时间的三分之一，或者直到你觉得自己恢复以后。

✿ 基本顺序

● 热身

在进行瑜伽体式练习之前，一定要充分地热身。进行两到五个热身练习，包括一般性的热身练习和针对相应姿势的热身练习。这将确保身体相应的区域充分地准备好，安全地执行你所希望的姿势。

● 简单姿势和比较有挑战性的姿势和倒立姿势

这些姿势可以是不同类别的姿势，也可以专注于某个特定类别的姿势。

选择两到六个姿势：从前弯开始，因为这些姿势要求身体具备一定的柔软性。接着进行后弯类别，这些姿势要求身体在经过热身以后，具备一定的力度。

没有必要从每个类别中挑选姿势。可以选择今天专攻这个特定的类别，明天专攻那个类别。还可以重复练习某个姿势，例如完成了一个前弯姿势和后弯姿势后，还可以再做同一个前弯姿势。

●休息姿势

在练习过程中至少进行三到四次放松姿势，让身体在姿势之间得到充分的休息，还可以让整个练习过程从一个放松姿势开始，以便让大脑和身体放松地进行接下来的姿势。

●反姿势

在练习过程中交替地进行姿势和反姿势非常重要，保持反姿势的时间是保持最终静态姿势时间的三分之一。

你可以在完成相同类别中的两到三个姿势以后，再进行反姿势。例如，做后弯姿势时，从简单的动态到静态版本开始做，给自己一个热身的过程。例如从眼镜蛇式和全蝗虫式开始，接着进行一个更有挑战性的姿势，如弓式。然后再进入前弯姿势。

为了让你能更顺畅地从一个姿势做到下一个姿势，请从一个类别做到下一个类别。例如从坐姿开始，然后做几个站姿，再回到坐姿，或者按照相反的顺序做，使练习过程尽可能地顺畅，从而避免任何不便之处。

●平衡姿势

找到一个姿势的平衡点，让你的身体适应这个状态。例如，如果你练习束角式，就会发现树式很容易完成。

如果你专攻前弯姿势，你就可以在更高级的战士式中找到平衡。

●放松

放松练习可以被当成一个让人整装待发和充满活力的方式，因为放松的肌肉和神经天生就具备这些潜在的能力。放松的姿势在瑜伽练习的开始和结束时都可以练习。以放松功结束，一般练习5～10分钟的挺尸式。

●呼吸和冥想

呼吸和冥想可以在一天中的任何时间完成，即使当时你并没有练习其他瑜伽体式。

一旦你选择好适合自己的一系列姿势，重复这个练习过程几周或几个月的时间，并测量自己的进展。通过这种方式你将从自己的练习中取得最大的收获，不要每天练习新的姿势。

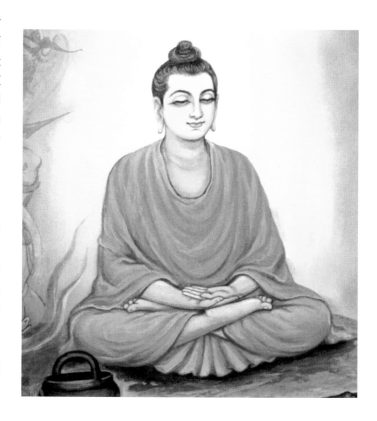

✿ 要点掌握

　　错误的练习在几天内就会导致身体的不适，这就暗示了练习者所做的体式错误。假如无法自己发现错误，那么最好向瑜伽老师或有经验的瑜伽练习者请教。当练习正确地掌握了一个体式时，人的身体和精神都会感到轻松适意，没有任何不舒服的感觉。

✿ 练习样本

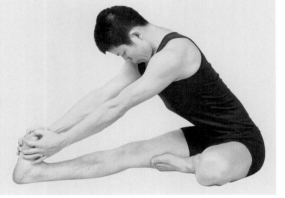

● 15 分钟瑜伽练习样本
　　▲ 2 分钟热身练习
　　▲ 8 分钟体式练习

山式（站立）	蝗虫式（后弯）
树式（站立）	半月式（支撑平衡）
女内式（前弯）	下犬式（倒立）
六头战士式（扭转）	挺尸式（放松）

　　▲ 5 分钟呼吸和冥想

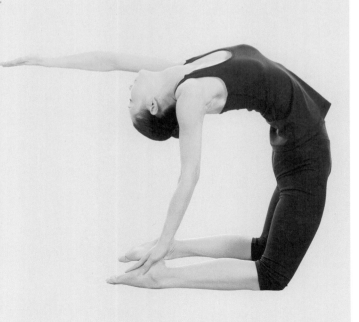

● 30 分钟瑜伽练习样本
　　▲ 5 分钟热身练习
　　▲ 20 分钟体式练习

山式（站立）
直立手抓脚伸展式（站立）
战士第一式（站立）
束角式（前弯）
卧扭转放松式（扭转）
巴拉瓦伽第一式（扭转）
弓式（后弯）
骆驼第二式（后弯）
完全船式（支撑平衡）
卧毗湿奴式（支撑平衡）
犁式（倒立）
肩倒立第一式（倒立）
挺尸式（放松）

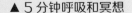

　　▲ 5 分钟呼吸和冥想

● 60 分钟瑜伽练习样本

▲ 5 分钟热身

▲ 35 分钟体式练习

山式（站立）　　　　　　桥式肩倒立式（倒立）

幻椅式（站立）　　　　　孔雀式（支撑平衡）

半英雄前曲伸展坐式（前弯）　上伸腿式（支撑平衡）

眼镜蛇第二式（后弯）

手碰脚前曲伸展式（站立）

圣哲玛里琪第三式（扭转）

加强脊柱前曲伸展式（站立）

天鹅式（前弯）

单腿轮式（后弯）

倒箭式（扭转）

头倒立第一式（倒立）

侧单腿倒立式（倒立）

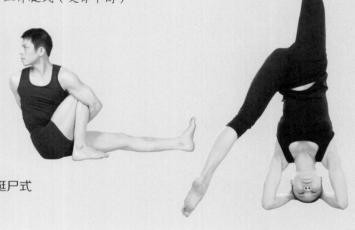

▲ 5 分钟放松练习，如挺尸式

▲ 15 分钟呼吸和冥想

● 90 分钟瑜伽练习样本

▲ 5～10 分钟呼吸练习

▲ 45 分钟姿势练习

山式（站立）　　　　　　单腿格拉威亚式（支撑平衡）

单腿站立伸展式（站立）　天鹅式（前弯）

头碰膝前曲伸展式（前弯）　战士第三式（站立）

圣哲玛里琪第二式（前弯）　单腿鸽王第二式（后弯）

神猴哈努曼式（后弯）　　反半月第二式（支撑平衡）

舞王式（后弯）　　　　　半莲花加强前曲伸展式（站立）

瓦拉克里亚式（后弯）　　肩倒立第一式（倒立姿势）

全脊柱扭转式（扭转）　　头倒立双腿 90 度（倒立姿势）

瑜伽身印（扭转）　　　　膝碰耳犁式（倒立姿势）

胎儿式（支撑平衡）　　　拱背伸腿式（支撑平衡）

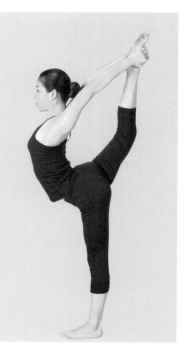

▲ 5～10 分钟放松练习，如挺尸式

▲ 10～30 分钟冥想练习

Ⅱ 练习提示与注意事项
Tips and Notes for Practicing Yoga

✿ 准备工作

●场地空间

练习瑜伽，首先需要一个宽敞、明亮的开放空间，能够让你的四肢无论是站立还是躺下，都得到伸展。这个空间可以是自己的卧室、客厅或瑜伽馆，也可以是平坦开阔的户外草地、海边沙滩。如果在室内，房间的温度应该保持在中等偏暖的范围内，不要太热，不要太冷。如果在户外，应避免在阳光直射下练习瑜伽。如果刚在户外受到了烈日的曝晒，回到室内后也不能立即练习瑜伽。

练习瑜伽的平面区域必须是结实和稳固的。如果地面上有地毯，请在上面铺上大浴巾、垫子或叠好的被子；如果地面是木板或其他平滑的表面，请使用一个防滑垫或瑜伽垫。

如果选择在户外练习瑜伽，最好选择在绿草丛丛的草地上或在细沙柔软的海滩边。如果没有草地，请铺上瑜伽垫，为自己打造一个柔软的平面区域。

另外，需确保练习瑜伽的这个空间安静，不会受到其他事物的干扰。

●着装

练习瑜伽时，需穿着一件舒适、宽松的衣服，让身体不受束缚，自由地活动，以免练习时呼吸或血液循环受到限制。

练习瑜伽最好赤足上阵，但如果地面太凉，也可以穿一双透气的袜子，直到身体暖和起来再脱掉继续练习。

练习瑜伽前，请将身上的首饰都卸下，以免增加身体的负担，阻碍姿势的变换。

另外，在练习瑜伽前最好先洗个温水澡或用水将脸面、手臂、手掌和双脚洗擦干净，尤其要彻底卸妆，使身体轻松无负担。

●饮食

练习瑜伽需与进食保持一段时间间隔。饱餐之后要空腹三到四小时才可以开始练习瑜伽。另外，在练习瑜伽前尽量排空膀胱和直肠。

✿ 实用工具

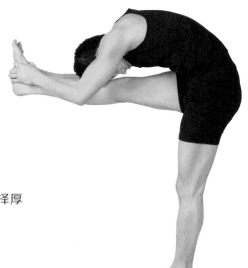

▲两到四个瑜伽垫子

▲一条长绳或皮带（约两米长）

▲瑜伽砖或一叠书（根据练习时的实际需要选择厚度）

▲放松时用于保暖的被子

▲一把椅子

▲一面全身镜（可以帮助自己检查身体姿势的摆放是否正确）

✿ 练习频率

　　最好坚持每天都用一段时间来练习瑜伽，但不要让它成为一种强迫性的束缚和苛刻的纪律，而是努力去享受这个练习的过程，关注自己每天练习的感受，并根据这些感受来调整瑜伽的练习进程。

✿ 最佳瑜伽时间

　　最佳瑜伽时间是黎明或傍晚。清晨练习瑜伽体位法会有一些困难，因为一般情况下，沉睡后的身体会有些僵硬；但早晨人的精神却是最为清醒和振作的，有助于练习者更好地开始一天的工作，是练习瑜伽的绝佳时间。而且，通过有规律的练习，身体的僵硬状况也将会得到改善。

　　傍晚时间之所以适合练习瑜伽，是因为这个时间人的身体更为灵活，能够更为轻松地练习瑜伽体式，消除一整天的紧张和疲惫，使心灵平静、心态平和。

　　当然，无论一天中的哪个时间，只要适合自己的作息时间并且能够让你的身体和大脑消除疲惫，恢复活力，保持愉悦，那么这个时间就适合用来练习瑜伽。

　　另外，根据体式的具体特点，较难的体式应该在清晨练习，带有刺激性的体式（如头倒立式、肩倒立式、背部前曲伸展坐式等）应该在傍晚练习。

✿ 练习的时间强度

　　每次练习瑜伽的时间可能只需要 20 分钟，也可能长达 2 个小时，只要能够完成每个姿势和放松过程即可。如果只有很短的时间，就减少练习体式的数量。哪怕只练习 1 ~ 2 个完整的体式都可以，但切记不要仓促地进行练习。

　　一般情况下，刚入门的瑜伽练习者适合在练习呼吸、放松和冥想的同时搭配一些初级体式，练习 10 ~ 30 分钟左右。经过一段时间的练习后，可以逐渐增至 30 ~ 60 分钟，并从呼吸、放松和冥想中开始，再进入体式练习。而熟练的瑜伽练习者则可预备 60 ~ 90 分钟的时间来完成瑜伽的呼吸、放松、冥想和高级体式。

　　刚开始，大多瑜伽练习者只喜欢短时间的练习，但逐渐习惯练习瑜伽后，便会不自觉地延长练习的时间。这个时间只要是在自己身体可接受的范围内即可。

✿ 一般安全防范措施

　　练习瑜伽需要了解一些安全防范措施和练习窍门，避免使自己受到伤害。

　　▲检查自己的练习区域，清除所有锋利的物体、球状物体、带轮子的物体或其他任何有可能踩到或使自己滑倒或绊倒的东西，保持干净、无障碍物。

▲检查练习区域的地面，保证地面不能太滑，以避免练习时要使用与姿势无关的肌肉来支持自己的平衡（这些肌肉有可能被扭伤）。如果练习区域的地面不防滑，可以购置一个橡胶瑜伽垫子铺在地面上。

▲温和地对待自己的身体，千万不要练习到产生了疼痛感才停止。如果太强迫自己，有可能导致肌肉或韧带拉伤。

▲练习瑜伽时，一定要从简单的初级体式开始，再逐渐过渡到中级体式，最后再尝试高级体式。有的体式有简易版和加强版，在完全掌握体式的简易版之前，千万不要尝试加强版，至少在能够保持姿势的简易版 30 秒或 8 个深呼吸之后才能尝试有难度的加强版体式。

▲第一次尝试某个体势时，一定要在老师或比自己更有经验的人的监督下进行。

▲如果练习瑜伽时很难集中精神，就休息片刻或完成一个较为简单的练习过程，否则精神不集中可能会导致自己受伤。

▲如果患有慢性疾病（例如哮喘、糖尿病或心脏病），请将急救药品放在练习区域附近，或者最好与同伴一起练习，最大程度地确保自己的安全。

✿ 特别注意

▲对于患有眩晕或心血管疾病的人来说，在开始练习时，不能选择头倒立式和肩倒立式的体式，必须在练习这些体式前先练习前曲伸展式或下犬式。因为前曲的动作对于患有高血压或低血压的人都有益处，可以经常练习。

▲对于耳朵感染化脓或视网膜脱落者而言，不能够尝试练习颠倒体位的体式，如头倒立或肩倒立的各种体式。

▲对于女性练习者，需特别注意以下事项：

处于月经期的女性练习者不能练习头倒立的体式。如果月经流量超出正常范围，可以练习束角坐式、束角式、英雄式、头碰膝前曲伸展式、背部前曲伸展坐式和加强脊柱前曲伸展式来改善这一状况。

处于孕期前三个月的瑜伽练习者可以练习瑜伽体式。为确保安全，在练习站立和前曲的体式时可将动作的幅度减小一些，因为这个时期孕妇的脊柱需要更为强健而有弹性，但同时腹部不能受到任何压力。整个怀孕期间都可以练习束角式，不仅能够强健骨盆肌肉和背部，而且能够减少生产时的疼痛。另外，在孕期练习呼吸控制时不要屏息，只需有规律的深呼吸即可。

在产后的第一个月不宜练习瑜伽的任何体式。之后可以练习一些动作较为温和的体式，再逐渐增加练习的时间和频率。产后三个月再恢复正常练习。

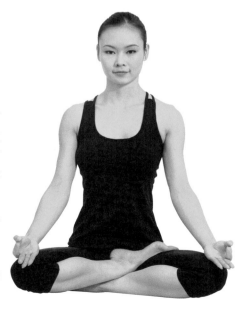

附录 体式练习中的常见问题
练习瑜伽体式的误区

✿ 瑜伽能带给我们完美健康（×）

瑜伽体式对身体健康有益，但练习者无论如何也不能存有一旦练习瑜伽，身体就绝对不会虚弱、老化甚至死亡的错误幻想。

躯体的自然本性，决定了我们会有不适、压力、疾病、损伤、老化以及最终的死亡，显然这与完美无瑕的健康是对立的。瑜伽体式对获得最佳的身体状态有助益，但最佳的身体状态与"完美健康"之间是有很大差别的，练习者切不可将两者混为一谈。受先天体质、遗传、环境、年龄、生活方式、后天健康状况等因素的影响，每个人的身体状况各有不同。瑜伽体式可以根据个体特性和不同的状况，使身体达到并维持最佳状态。

✿ 男人不能练习瑜伽体式（×）

现今，瑜伽的练习者大多数都是女性，从而造成了"瑜伽体式只适合女性练习"的误会。其实，从前瑜伽体式练习者大多是男性。现在许多男性因为误解，对瑜伽望而止步，错失了本来可以从姿势练习中获得的益处。

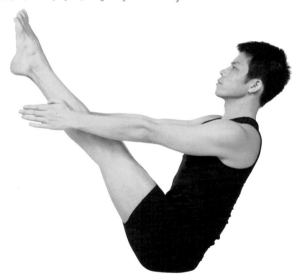

体式练习分性别的想法本就毫无事实与理论的依据。男性、女性都能从所练习的瑜伽体式中获益，只不过，瑜伽的某些体式会因为男性与女性生理特点的不同而导致益处和功效有所不同而已。

✿ 身体僵硬的人不能练习瑜伽体式（×）

人人都能练习瑜伽体式，并能从中收到极大的益处，即使灵活性差的人也不例外。如今，许多人对练习瑜伽体式存在着极大的误解，认为只有身体柔韧性好、能把身体扭拧到极致的人，才能练习瑜伽体式，并从中受益。

瑜伽最大的好处之一，就是只要根据自己身体的状况做出相应的调整，灵活性差的人也能练。如果练习者的柔韧性不怎么好，可以练些简单易做的姿势，比如温和的关节转动，这样可以逐渐地增强身体的力量和灵活性。对于有难度的姿势，练习者可以选择降低难度来练习。柔韧性不好的人不仅能练习瑜伽体式，也能从中得到极大的益处。

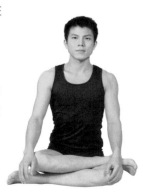

✿ 有运动障碍的人不能练瑜伽体式（ × ）

生活中的种种动作都是运动，不经意间的抬头、伸腿，疲倦中的后仰、躺卧，休闲下的走路、散步，等等。而瑜伽体式，就是在这些日常的动作基础上，加强深度，以及增加一些额外的动作而已。因此，即使你做不了某些运动，也可以毫无负担地练习瑜伽。

当然，瑜伽体式练习应该一点一点地开始，然后循序渐进，切不可一次贪多。初学者每天只需做少许几个简单的瑜伽体式，用上 10 ~ 15 分钟就好，完全没有强迫自己多做一点的必要。以这样的心态和方式练习瑜伽，待完全克服了自己的运动障碍、适应了瑜伽体式之后，练习者就会有良好的运动心态，并获得明显的瑜伽效果了。

常见问题

✿ 瑜伽与其他锻炼方式的区别是什么？

瑜伽能伸展、巩固、调整整个身体，从而调整和增强健康。它还能培养宁静祥和的精神状态，以及情绪的稳定，它的独特之处就是注重整个身心的健康。这一点是很多锻炼方法不具备的，通常的锻炼方法只有纯粹的运动目的。

此外，瑜伽练习需要呼吸与每个姿势和动作相配合，有意识地操纵呼吸，帮助肺和呼吸系统更好地工作，让大脑注意到身体的感觉，从而防止受到运动伤害，并提升人的注意力。这也是瑜伽与其他锻炼方式的区别之一。

瑜伽体式没有绝对的标准。瑜伽在练习的过程中比较尊重个人身体的感觉，配合呼吸以及专注力去做练习，不是为了比赛，也不是为了获奖。所以瑜伽的体式虽然有不同的做法，但是它没有一个绝对的标准，不强求一定要做成什么样。

瑜伽适合任何年龄、任何身体状态的人练习。你可以把它当成一种温和的运动方式，也可以把它当成剧烈的运动方式，这完全取决于练习者的身体状况和意愿。瑜伽体位法包含的内容很多，它可以触及你的身体所有的部位，而且讲求平衡和对称，做完一边要做另外一边，在这一点上是其他绝大多数运动比不了的。

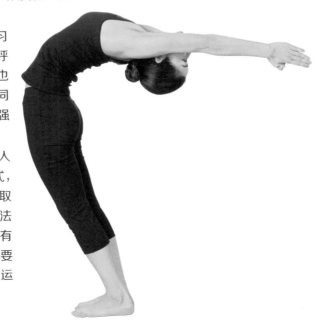

✿ 为什么要因人而异地进行体式练习?

　　我们的身体状况每日都有所不同，所以在做瑜伽姿势时，练习者切不可呆板不变地坚持一定的强度和时长，而需视情况做出相应的调整。

　　随着生活方式、饮食、所从事活动以及其他因素的变化，身体状况每天甚至每小时都会有所不同。一般身体在晚上要比清晨灵活些；一般天气较冷时身体会比较僵硬，天气较热时则相对柔软一些；此外，生理期、荷尔蒙、疾病、损伤、压力等都会对身体状况产生影响。

　　因为身体状况的不尽相同，所以切忌因循守旧地重复不断地练习。也就是说，不要机械式地以为前次这么练习并无不适，那么这次就照旧吧。而是应该在每次开始练习前，先审视今日的身心状况，在姿势或动作转换时，将注意力集中在身体和各个肌肉的感受上，同时作出相应的调整。

　　与此同时，瑜伽体式的练习还应因人而异。

　　不同的人对姿势难易的感受是不同的。所谓体式的难易度，只是根据大多数人的感受作出的大体上的划分。在很多情况下，一部分人感觉容易，但另一部分人却可能觉得很难。

　　总的来说，每个人的身体情况各不相同，有全身比较僵硬的，也有天生很灵活的，有的人某个部位很灵活强壮，其他部位却异常紧绷且无力。身体条件的差异，加上年龄、基因等其他因素，决定练习者在练习瑜伽体势时，必须听从身体的指引，选择合适的体式。这也是瑜伽体式的优点，它有各样异曲同工的姿势应对各样的身体状况。

✿ 瑜伽动作总是做不标准怎么办?

　　瑜伽练习当中，如果说动作有标准的话，那就是：能够让身体舒适，同时能够保持平静地呼吸，还能够保持专注的思想——这是唯一的标准。

　　瑜伽动作只有方法，不存在外形上的任何标准。每一个人自身的状况、后天条件，以及生活带来的影响，都会造成身体状况的差别。所以瑜伽练习重点是尊重自己的身体状况，从现有能力出发，按照正确的方法循序渐进地让自己的身体、呼吸以及专注力，逐步全面地提升，而不是要自己去做成一个所谓的标准样子。与其让自己去做更深入的动作，而使呼吸变得不平静，让思想变得很纠结，那就不如做一个程度轻一点的动作，以保持连贯的呼吸、平静的思想。瑜伽要获得的是身、心、灵的统一，而不是挣扎。

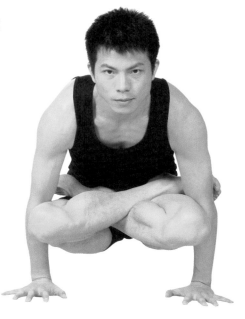

✿ 在家练瑜伽好，还是去瑜伽馆好？

经常有人困惑，是应该在家里自己练习瑜伽，还是去瑜伽馆参加瑜伽课程？哪个才是最好的练习瑜伽的方式呢？答案并不是唯一的，每个人有不同的偏爱，应该根据自身情况做决定。

在家里练习瑜伽比较方便，节省交通的时间，练习时间有弹性。家中安静，独自练习可以使我们精神更加集中，并根据自己的进度，循序渐进地练习。与此相反，在课堂上，我们很容易将注意力分散在其他同学身上，忽略了自身的感受。不过，在家中若要不间断地练瑜伽，需要有足够的动力并做到自律。

对于难以坚持在家中练习的人而言，选择去瑜伽馆参加瑜伽课程的话，会更有利于持之以恒地练习，达到良好的瑜伽效果。如果能碰到一位真正热爱瑜伽的好教练，认真负责、关心学员，那么参加他的课程将会对你有益！在这种状况下，你可以一周上两次这个教练的课程，其余的时间则可以选择在家练习。

选择在哪里练习瑜伽，每个人都需要根据自己的实际状况而定。但无论在家中练习，还是去参加瑜伽课程，都应认真遵循安全原则，倾听身体最真实的声音，避免因练习而受到伤害。

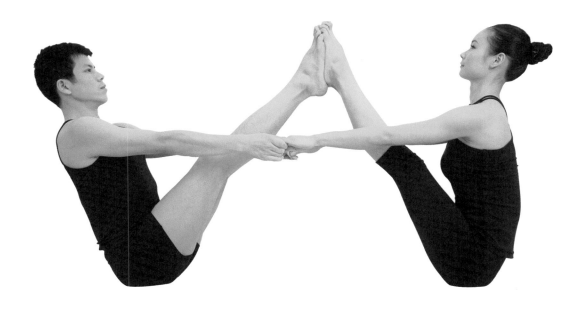

图书在版编目（CIP）数据

瑜伽体式大全 / 刘武编著. -- 成都 : 成都时代出版社, 2014.6

ISBN 978-7-5464-1027-2

Ⅰ.①瑜… Ⅱ.①刘… Ⅲ.①瑜伽－基本知识 Ⅳ.①R247.4

中国版本图书馆CIP数据核字(2013)第279751号

瑜伽体式大全
YUJIA TISHI DAQUAN

刘武　编著

出 品 人	石碧川
责 任 编 辑	周　慧
责 任 校 对	李怡然
装 帧 设 计	◎中映良品（0755）26740502
责 任 印 制	干燕飞

出 版 发 行	成都时代出版社
电　　　话	（028）86621237（编辑部）
	（028）86615250（发行部）
网　　　址	www.chengdusd.com
印　　　刷	深圳市福圣印刷有限公司
规　　　格	787mm×1092mm　1/16
印　　　张	16
字　　　数	395千
版　　　次	2014年6月第1版
印　　　次	2017年11月第4次印刷
印　　　数	1-15000
书　　　号	ISBN 978-7-5464-1027-2
定　　　价	68.00元